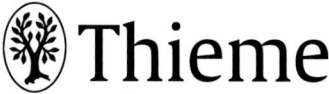

Psychotische Störungen – Systematische Therapie mit modernen Neuroleptika

Herausgegeben von
Peter Falkai und Frank-Gerald Pajonk

Mit Beiträgen von

Peter Falkai
Wolfgang Gaebel
Heinz Grunze
Sabine C. Herpertz
Joachim Klosterkötter
Martin Lambert
Walter E. Müller

Dieter Naber
Frank-Gerald Pajonk
Fritz Poustka
Thomas Rädler
Stephan Ruhrmann
Frauke Schultze-Lutter
Gabriela Stoppe

66 Abbildungen
44 Tabellen

Georg Thieme Verlag
Stuttgart · New York

Bibliografische Information der Deutschen Bibliothek

Die Deutsche Bibliothek verzeichnet diese Publikation in der Deutschen Nationalbibliografie; detaillierte bibliografische Daten sind im Internet über http://dnb.ddb.de abrufbar.

Medizinische Redaktion:
Dr. Katrin Wolf, Stuttgart

© 2003 Georg Thieme Verlag
Rüdigerstraße 14
70469 Stuttgart
Unsere Homepage: http://www.thieme.de

Printed in Germany

Umschlaggestaltung: Thieme Verlagsgruppe
Umschlaggrafik: Martina Berge, Erbach
Grafiken: Ziegler + Müller, Kirchentellinsfurt
Satz: Ziegler + Müller, Kirchentellinsfurt
Druck: Druckhaus Götz, Ludwigsburg
Buchbinder: real Lachenmaier, Reutlingen

ISBN 3-13-133241-7   2 3 4 5 6

Wichtiger Hinweis: Wie jede Wissenschaft ist die Medizin ständigen Entwicklungen unterworfen. Forschung und klinische Erfahrung erweitern unsere Erkenntnisse, insbesondere was Behandlung und medikamentöse Therapie anbelangt. Soweit in diesem Werk eine Dosierung oder eine Applikation erwähnt wird, darf der Leser zwar darauf vertrauen, dass Autoren, Herausgeber und Verlag große Sorgfalt darauf verwandt haben, dass diese Angabe **dem Wissensstand bei Fertigstellung des Werkes** entspricht.

Für Angaben über Dosierungsanweisungen und Applikationsformen kann vom Verlag jedoch keine Gewähr übernommen werden. **Jeder Benutzer ist angehalten,** durch sorgfältige Prüfung der Beipackzettel der verwendeten Präparate und gegebenenfalls nach Konsultation eines Spezialisten festzustellen, ob die dort gegebene Empfehlung für Dosierungen oder die Beachtung von Kontraindikationen gegenüber der Angabe in diesem Buch abweicht. Eine solche Prüfung ist besonders wichtig bei selten verwendeten Präparaten oder solchen, die neu auf den Markt gebracht worden sind. **Jede Dosierung oder Applikation erfolgt auf eigene Gefahr des Benutzers.** Autoren und Verlag appellieren an jeden Benutzer, ihm etwa auffallende Ungenauigkeiten dem Verlag mitzuteilen.

Geschützte Warennamen (Warenzeichen) werden **nicht** besonders kenntlich gemacht. Aus dem Fehlen eines solchen Hinweises kann also nicht geschlossen werden, dass es sich um einen freien Warennamen handelt.

Das Werk, einschließlich aller seiner Teile, ist urheberrechtlich geschützt. Jede Verwertung außerhalb der engen Grenzen des Urheberrechtsgesetzes ist ohne Zustimmung des Verlages unzulässig und strafbar. Das gilt insbesondere für Vervielfältigungen, Übersetzungen, Mikroverfilmungen und die Einspeicherung und Verarbeitung in elektronischen Systemen.

Vorwort

Seit der Einführung von Neuroleptika in die Therapie psychotischer Störungen durch Delay und Deniker im Jahre 1952 hat sich die Therapie dieser Krankheitsbilder grundlegend geändert. Über Jahrzehnte hinweg schien es, mit Ausnahme des Clozapin, keine medikamentösen Neuentwicklungen in diesem Bereich zu geben. Anfang der 90er Jahre begann die Ära der sog. atypischen Neuroleptika, die sich bei gleicher Wirksamkeit durch ein anderes und in Bezug auf die extrapyramidal-motorischen Störungen durch ein günstigeres Nebenwirkungsprofil auszeichnen. Nach einem weiteren Jahrzehnt werden diese atypischen Neuroleptika nicht nur bei schizophrenen Erkrankungen, sondern auch bei einer Vielzahl anderer psychiatrischer und neurologischer Erkrankungen eingesetzt, für die zumindest offene Studien oder Fallberichte vorliegen. Einen Überblick über den Stand des Einsatzes atypischer Antipsychotika gibt ein Beitrag von Glick et al. (2001). Am besten untersucht ist der Einsatz atypischer Neuroleptika sicherlich in den Indikationen Bipolare Störung, Demenz, Persönlichkeitsstörungen und Aggressives Verhalten. Das vorliegende Buch gibt einen Überblick zur Anwendung atypischer Neuroleptika in den derzeit wichtigsten Indikationsgebieten und versucht, ihre Möglichkeiten, aber auch Grenzen kritisch auszuloten.

Homburg, P. Falkai
Oktober 2003 F.-G. Pajonk

Glick ID, Murray SR, Vasudevan, P, Marder SR, Hu RJ. Treatment with atypical antipsychotics: new indications and new populations. J Psychiatr Res 2001; 35: 187–191

Anschriften

Herausgeber

Falkai, Peter, Prof. Dr.
Universitätsnervenklinik
Psychiatrie und Psychotherapie
Universitätskliniken des Saarlandes
66421 Homburg

Pajonk, Frank-Gerald, Priv.-Doz. Dr.
Universitätsnervenklinik
Psychiatrie und Psychotherapie
Universitätskliniken des Saarlandes
66421 Homburg

Autoren

Gaebel, Wolfgang, Prof. Dr.
Klinik und Poliklinik für Psychiatrie
und Psychotherapie
Heinrich-Heine-Universität Düsseldorf
Bergische Landstraße 2
40629 Düsseldorf

Grunze, Heinz, Dr.
Psychiatrische Klinik und Poliklinik
Ludwig-Maximilians-Universität München
Nußbaumstraße 7
80336 München

Herpertz, Sabine C., Prof. Dr.
Klinik und Poliklinik für Psychiatrie
und Psychotherapie
Universitätsklinikum Rostock
Gehlsheimer Straße 20
18147 Rostock

Klosterkötter, Joachim, Prof. Dr.
Klinik und Poliklinik für Neurologie/Psychiatrie
Psychiatrie und Psychotherapie
Universität Köln
Joseph-Stelzmann-Str. 9
50931 Köln

Lambert, Martin, Dr.
Klinik für Psychiatrie und Psychotherapie
Universität Hamburg
Martinistraße 52
20246 Hamburg

Müller, Walter E., Prof. Dr.
Institut für Pharmakologie für
Naturwissenschaftler, Biozentrum
Johann-Wolfgang-Goethe-Universität
Marie-Curie-Straße 9
60439 Frankfurt/Main

Naber, Dieter, Prof. Dr.
Klinik für Psychiatrie und Psychotherapie
Universität Hamburg
Martinistraße 52
20246 Hamburg

Poustka, Fritz, Prof. Dr.
Klinik für Psychiatrie und Psychotherapie
des Kindes- und Jugendalters
Johann-Wolfgang-Goethe-Universität Frankfurt
Deutschordenstraße 50
60528 Frankfurt/Main

Rädler, Thomas, Dr.
Klinik für Psychiatrie und Psychotherapie
Universität Hamburg
Martinistraße 52
20246 Hamburg

Ruhrmann, Stephan, Dr.
Klinik und Poliklinik für Neurologie/Psychiatrie
Psychiatrie und Psychotherapie
Universität Köln
Joseph-Stelzmann-Str. 9
50931 Köln

Schultze-Lutter, Frauke, Dr.
Klinik und Poliklinik für Neurologie/Psychiatrie
Psychiatrie und Psychotherapie
Universität Köln
Joseph-Stelzmann-Str. 9
50931 Köln

Stoppe, Gabriela, Prof. Dr.
Psychiatrische Universitätsklinik Basel
Wilhelm-Klein-Straße 27
4025 Basel
Schweiz

Inhaltsverzeichnis

1 Psychotische Störungen: Diagnostik, Ursachen und Therapie
Frank-Gerald Pajonk und Peter Falkai

1.1	Einleitung	1
1.2	Diagnostik psychotischer Störungen	1
1.3	Psychische und somatische Differenzialdiagnostik	3
1.4	Psychiatrische Erkrankungen mit psychotischen Symptomen	3
1.5	Schizophrene Erkrankungen	4
1.6	Andere psychotische Störungen	6
1.7	Kognitive Dysfunktionen	6
1.8	Pathophysiologie	7
1.9	Prognose	8
1.10	Medikamentöse Therapie psychotischer Störungen	8
	Literatur	10

2 Pharmakologie der atypischen Neuroleptika
Walter E. Müller

2.1	Die dopaminergen Systeme	13
2.2	Klinische und experimentelle Eigenschaften der atypischen Neuroleptika	14
2.3	Mechanismen der Atypie	15
2.4	Rezeptorprofile	17
2.5	Pharmakokinetik	20
2.6	Fazit	21
	Literatur	22

3 Früherkennungssysteme der schizophrenen Erkrankung
Joachim Klosterkötter, Frauke Schultze-Lutter, Stephan Ruhrmann

3.1	Zielsetzung Früherkennung schizophrener Patienten	23
3.2	Frühverlauf schizophrener Erkrankungen – Mannheimer ABC-Studie	24
3.3	Früherkennung von beginnenden Psychosen	25
3.4	Frühintervention bei beginnenden Psychosen	27
3.5	Projektverbund „Früherkennung und Frühintervention" des Kompetenznetzes Schizophrenie	28
3.6	Zwischenergebnisse der pharmakologischen Interventionsstudie	31
3.7	Ethische und rechtliche Fragen	32
3.8	Fazit	32
	Literatur	32

4 Akuttherapie der Schizophrenie
Dieter Naber, Martin Lambert, Thomas Rädler

4.1	Einleitung	37
4.2	Therapieziele	37
4.3	Therapieempfehlungen – State of the Art	38
4.4	Typische oder atypische Antipsychotika?	38
4.5	Datenlage zur Wirksamkeit	38
4.6	Wirksamkeit in der Akutphase	38
4.7	Verträglichkeit in der Akutphase	39
4.8	Behandlungsrealität	40
4.9	Differenzialindikation	42
4.10	Verabreichung	43
4.11	Kontrolluntersuchungen	43

4.12	Häufigste Fehler in der antipsychotischen Akuttherapie	43
4.13	Fazit	44
	Literatur	44

5 Langzeittherapie der Schizophrenie

Wolfgang Gaebel

5.1	Einleitung	47
5.2	Rezidive/Rehospitalisierungen	48
5.3	Behandlungsproblem Non-Compliance	50
5.4	Behandlungsstrategien für die Langzeitbehandlung – State of the Art	51
5.5	Konventionelle orale versus Depotneuroleptika	51
5.6	Langzeitbehandlung mit oralen typischen vs. atypischen Neuroleptika	55
5.7	Cochrane-Metaanalyse zur Rezidivprophylaxe	55
5.8	Langzeitbehandlung mit atypischen Depotneuroleptika	56
5.9	Behandlungsleitlinien – Depotneuroleptika	57
5.10	Stehen wir heute vor einem Paradigmenwechsel?	60
5.11	Zusammenfassung und Ausblick	61
	Literatur	61

6 Bipolare Störungen

Heinz Grunze

6.1	Verlauf und Symptome	65
6.2	Epidemiologie	65
6.3	Lasten der Erkrankung	66
6.4	Prognose	67
6.5	Suizidalität	68
6.6	Komorbidität mit Achse-I-Erkrankungen	69
6.7	Medikamentöse Therapie	69
6.8	Studienlage	70
6.9	Monotherapie mit Olanzapin bei akuter Manie	70
6.10	Monotherapie mit Risperidon bei akuter Manie	71
6.11	Monotherapie mit Ziprasidon bei akuter Manie	73
6.12	Monotherapie mit Quetiapin bei akuter Manie	73
6.13	Studien mit atypischen Neuroleptika bei Rapid Cycling	73
6.14	Kombinationstherapie	73
6.15	Langzeittherapie mit atypischen Neuroleptika	75
6.16	Therapieempfehlungen	75
6.17	Fazit	75
	Literatur	76

7 Persönlichkeitsstörungen

Sabine C. Herpertz

7.1	Einleitung	79
7.2	Definition der Persönlichkeitsstörung nach DSM-IV	79
7.3	Definition nach ICD-10	80
7.4	Einteilung nach Cluster-Erkrankungen	80
7.5	Übersicht der verschiedenen Persönlichkeitsstörungen	80
7.6	Diagnose	82
7.7	Psychopharmakologische Behandlung	83
7.8	Ansatzpunkte	83
7.9	Rationale für atypische Neuroleptika	84
7.10	Studienergebnisse zu Neuroleptika bei Persönlichkeitsstörungen	85
7.11	Klinisches Prozedere – Therapieempfehlungen bei der Borderline-Persönlichkeitsstörung	87
7.12	Fazit	89
	Literatur	90

8 Aggressive Verhaltensstörungen

Fritz Poustka

8.1	Definition der Störungen des Sozialverhaltens	93
8.2	Subtypen aggressiven Verhaltens	94
8.3	Zusammenhänge zu genetischen und Umfeldeinflüssen	95
8.4	Hyperaktivität und dissoziales Verhalten	96
8.5	Prognose	97
8.6	Pharmakotherapie	98
8.7	Studien mit Risperidon bei Störungen des Sozialverhaltens	99
8.8	Übersicht über die medikamentösen Behandlungsmöglichkeiten	102
8.9	Fazit	103
	Literatur	104

9 Demenz

Gabriela Stoppe

9.1	Einleitung	107
9.2	Epidemiologie der Demenz	107
9.3	Pharmakotherapie	108
9.4	Cholinerges Defizit	108
9.5	Therapie kognitiver Störungen	109
9.6	Nicht-kognitive Störungen	109
9.7	Ab wann sollen Pharmaka eingesetzt werden?	111
9.8	Versorgungssituation	111
9.9	Nebenwirkungen der Neuroleptikatherapie bei Demenzpatienten	112
9.10	Wie sieht das optimale Neuroleptikum aus?	114
9.11	Studienergebnisse bei älteren Patienten	114
9.12	Anwendungsbeobachtungen mit Risperidon	116
9.13	Vergleichsstudien	117
9.14	Fazit	117
	Literatur	118

Sachverzeichnis 120

1 Psychotische Störungen: Diagnostik, Ursachen und Therapie

Frank-Gerald Pajonk und Peter Falkai

1.1 Einleitung

Psychotische Symptome treten bei vielen psychiatrischen Erkrankungen zumindest zeitweise auf. Sie können sich aber auch bei unterschiedlichen somatischen Erkrankungen, nach Schlafentzug oder bei Intoxikationen entwickeln. Unter psychotischen Symptomen im engeren Sinn werden Wahn, Halluzinationen, Ich-Störungen und Denkstörungen verstanden. Zum weiteren Kreis psychotischer Symptome können auch die so genannten Psychose-assoziierten Symptome gezählt werden. Hierzu gehören Aggressivität, Erregtheit-Feindseligkeit, innere Unruhe und Anspannung, psychomotorische Unruhe und selbst- oder fremdgefährdendes Verhalten.

Psychotische Symptome sind Leitsymptom einer Vielzahl psychiatrischer Erkrankungen, z.B. Schizophrenie, Demenz, Depression, bipolare Störung oder Delir (Abb. 1.1). All diesen Erkrankungen ist gemeinsam, dass sie mit Antipsychotika behandelt werden können.

1.2 Diagnostik psychotischer Störungen

Für die Diagnosestellung psychotischer Störungen stehen operationalisierte Schemata zur Verfügung, beispielsweise nach der International Classification of Diseases, 10. Auflage (ICD-10) oder dem Diagnostic and Statistical Manual, 4. Auflage (DSM-IV). Eine Auswahl psychiatrischer Störungen, bei denen psychotische Symptome typisch oder häufig sind, ist in Tab. 1.1 gezeigt.

Psychotische Störungen können grob in endogene und exogene Psychosen eingeteilt werden. Für beide Formen ist gleichermaßen zunächst

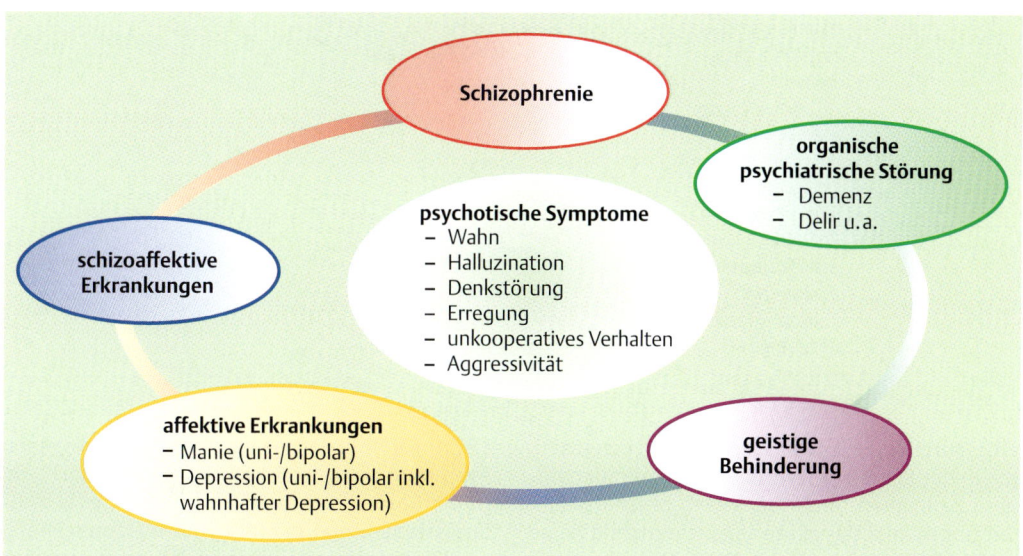

Abb. 1.1 Psychotische Symptome sind Leitbild einer Vielzahl psychiatrischer Erkrankungen.

Tabelle 1.1 Psychotische Symptome bei einigen psychiatrischen Erkrankungen

Psychotische Symptome	Depression	Manie	Schizoaffektive Störung	Schizophrenie
Wahn	+	++	++	++(-)
Halluzination	(+)	+	++	++(+)
Denkstörung	+++	+++	++	++(+)
Erregung	(+)	+++	++	+(++)
unkooperatives Verhalten	(+)	+++	++	+(++)
Aggressivität	(+)	+++	++	+(++)

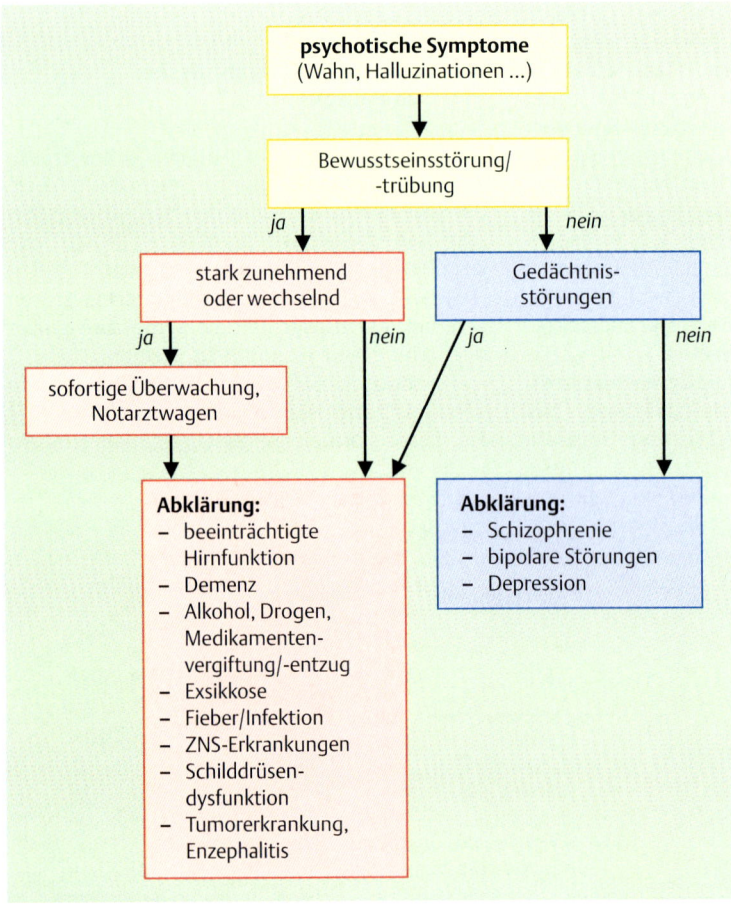

Abb. 1.2 Algorithmus bei psychotischen Symptomen.

eine sorgfältige Anamneseerhebung essenziell, die in der Regel eine Familien- und Fremdanamnese beinhalten muss. Bei vielen psychotischen Störungen lässt das akute Querschnittsbild keine sichere Diagnose zu (Abb. 1.2). Die Diagnose kann erst im Verlauf der Erkrankung gestellt werden.

Zur Differenzierung exogener von endogenen Psychosen ist im diagnostischen Prozess die Durchführung einer ausführlichen körperlich-internistischen und neurologischen Untersuchung zur Ermittlung möglicher auslösender exogener Faktoren unverzichtbar.

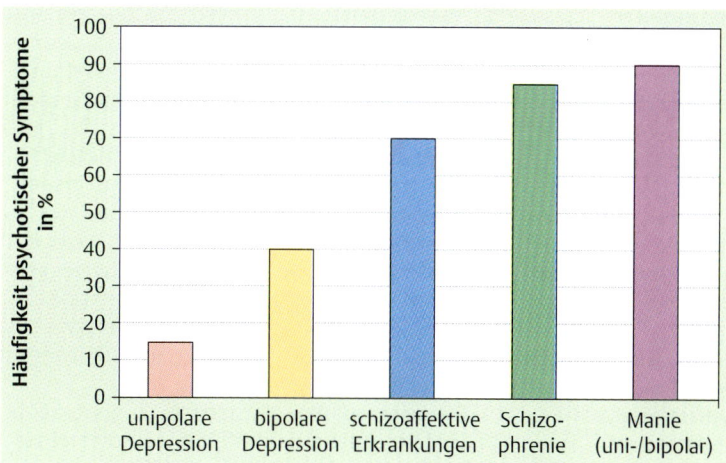

Abb. 1.3 Häufigkeit psychotischer Symptome bei psychiatrischen Erkrankungen.

Außerdem sollten laborchemisch ein Differenzialblutbild, Elektrolyte, Leber- und Nierenwerte, Schilddrüsenhormone und C-reaktives Protein (CRP) bestimmt werden. Ein Drogenscreening liefert ebenfalls oft wesentliche diagnostische Informationen. Bei entsprechendem Verdacht sollten eine Lues-Serologie oder eine Hepatitis-Serologie bzw. ein HIV-Test durchgeführt werden. Zusätzlich empfiehlt sich ein kranielles Computertomogramm und bei pathologischem Befund eine Magnetresonanztomographie. Hernach kann bei gegebener Indikation eine Liquorpunktion erfolgen. Die organmedizinische Diagnostik wird komplettiert durch ein Elektrokardiogramm (EKG), ein Elektroenzephalogramm (EEG) und bei klinisch begründetem Verdacht eine Röntgen-Thoraxaufnahme. EKG und EEG sollten über die differenzialdiagnostische Abklärung hinaus auch zur Verlaufskontrolle einer Pharmakotherapie durchgeführt werden.

1.3 Psychische und somatische Differenzialdiagnostik

Bei Vorliegen psychotischer Symptome müssen u. a. folgende exogene Ursachen differenzialdiagnostisch ausgeschlossen werden:
- Schädel-Hirn-Traumen
- neurologische Erkrankungen (z. B. Epilepsie, zerebrale Ischämie)
- kardiale Ischämie
- Störungen des Wasser- und Elektrolythaushaltes (z. B. Exsikkose, Hypo- und Hypernatriämie, -kaliämie, -kalzämie)
- Leber- und Niereninsuffizienz
- Infektionen
- Multisystemerkrankungen
- Neoplasien
- Intoxikationen.

Hierbei können primäre Erkrankungen des ZNS, z. B. Epilepsien, zerebrale Traumata oder Tumoren, Infektionen des ZNS, zerebrovaskuläre Erkrankungen, degenerative Erkrankungen von sekundären Erkrankungen, z. B. metabolische und Autoimmunerkrankungen, Hypothyreoidismus, Vitamin-B_{12}-Mangel, drogen- und pharmakainduzierte Psychosen, differenziert werden.

Eine endogene Psychose kann nur dann diagnostiziert werden, wenn die umfangreiche Untersuchung keinen Anhalt für eine organische Ursache der psychotischen Störung erbracht hat. Das Vorliegen von Bewusstseinsstörungen spricht für eine exogene Psychose.

1.4 Psychiatrische Erkrankungen mit psychotischen Symptomen

Die schwerste psychiatrische Erkrankung mit psychotischen Symptomen ist die Schizophrenie. Psychotische Symptome treten ebenfalls häufig bei Manie im Rahmen bipolarer Erkrankungen auf. Sie können aber auch bei Demenzerkrankungen, wahnhaften Depressionen, schizoaffektiven Störungen und schizophreniformen psychotischen Störungen, Abhängigkeitserkrankungen (z. B. Entzugsdelir), Persönlichkeitsstörungen (z. B. vom Borderline-Typ), Zwangsstörungen oder bei Intelligenzminderungen zumindest zeitweise beobachtet werden (Abb. 1.3).

1.5 Schizophrene Erkrankungen

Die Schizophrenie ist mit einer Inzidenz von einem Prozent die häufigste psychotische Erkrankung. Sie ist unter vielen Termini, wie Irresein oder Besessenheit, bereits seit dem Altertum bekannt. Emil Kraepelin unterschied 1896 die Psychosen in „Dementia Praecox" und „manisch-depressives Irresein". 1911 führte Bleuler den Begriff „Schizophrenie" ein (griechisch: σχζειν (schizein: trennen: sich spalten); φρενος (phrenos: Zwerchfell).

Schizophrene Erkrankungen beeinflussen die gesamte Persönlichkeit der Betroffenen: Kognition, Antrieb, Wahrnehmung, Affektivität, Ich-Erleben und Verhalten. Charakteristisch sind Wahnvorstellungen, Sinnestäuschungen, katatone Symptome, aber auch Apathie, Sprachverarmung, verflachte oder inadäquate Affekte. Die Symptome können jeweils unterschiedlich ausgeprägt sein. Bereits Bleuler beschrieb Störungen der Assoziation (formale Denkstörungen), Affektstörungen, Autismus und Ambivalenz als Grundstörungen, neben akzessorischen Symptomen wie Wahn, Katatonie, Ich-Störungen und Sprachveränderungen.

Ist eine zugrunde liegende körperliche Erkrankung ausgeschlossen, kann nach Kurt Schneider (Schneider 1946) eine schizophrene Psychose in der Regel dann diagnostiziert werden, wenn die in Tab. 1.2 aufgeführten Symptome 1. Ranges vorliegen oder wenn Symptome 2. Ranges und zusätzlich Ausdruckssymptome (Störungen des Denkens, katatone Symptome und Störungen der Affektivität) vorhanden sind.

Die schizophrene Symptomatik wird heute außerdem in Plus- und Minussymptome eingeteilt (Tab. 1.3). Bei Plussymptomen zeigen Patienten Auffälligkeiten und Symptome, die über ein gesundes Erleben hinaus („plus") auftreten, wie z. B. Halluzinationen und Wahnvorstellungen. Minussymptome dagegen sind charakteri-

Tabelle 1.2 Erstrang- und Zweitrangsymptome (nach Schneider 1946)

Symptome 1. Ranges	Symptome 2. Ranges
akustische Halluzinationen in Form von Stimmenhören	Wahneinfälle
Gedankenlautwerden	Gefühlsverarmung
Ich-Störungen (z. B. Gedankeneingebung, -ausbreitung, -entzug, Gefühl des „Gemachten")	andere Halluzinationen (z. B. optische, andere akustische, Geruchs- und Geschmackshalluzinationen)
Wahnwahrnehmungen	u. a.

Tabelle 1.3 Plussymptomatik versus Minussymptomatik

Plussymptomatik (vorherrschend vor allem in der Akutphase)	Minussymptomatik (vorherrschend vor allem im Krankheitsverlauf)
Wahnideen	Affektverflachung
Halluzinationen	Verlust an Interesse und Initiative
inkohärentes Denken	Alogie (Sprachverarmung)
bizarres Verhalten	Antriebsstörung
katatone Symptome	soziale Passivität und Apathie
Gedankenlautwerden	Anhedonie
formale Denkstörungen	mangelnder affektiver Rapport
Erregung	Schwierigkeiten beim abstrakten Denken
Größenideen	Mangel an Spontaneität
Misstrauen	Mangel an Flüssigkeit der Sprache
Feindseligkeit	stereotype Gedanken

siert als Defizite im Vergleich zu gesundem Erleben („minus"), sie treten z. B. als Antriebsmangel oder Affektarmut auf.

In der akuten Exazerbationsphase stehen vor allem Plussymptome im Vordergrund. Die Patienten können ihre Gedanken nicht mehr zu Ende denken. Im Gespräch reißt der rote Faden. Den Betroffenen fällt es schwer, sich zu konzentrieren. Für Außenstehende wirken die Gedankengänge wirr und zusammenhanglos. Häufig sind auch Größenwahn („ich bin auserwählt"), Wahnwahrnehmungen oder -einfälle, das Gefühl der Bedrohung durch Gifte, Strahlen, Magnetismus oder den Geheimdienst. Ein Kernsymptom sind akustische Halluzinationen in Form von Stimmenhören. Gedanken und Handlungen werden nicht selten als fremdgesteuert erlebt. Oft werden auch Enthemmung oder übermäßige Hemmung beobachtet.

In der Akutphase überdeckt die Plussymptomatik meist die Minussymptomatik, obwohl letztere der Erkrankung in der Regel über Monate oder Jahre vorausgeht und auch nach Abklingen der Akutphase oft weiterbesteht. Bei einigen Formen der Schizophrenie kann aber auch in der Akutphase die Minussymptomatik im Vordergrund stehen. Beobachtet werden Defizite in Antrieb und Motorik: depressive Symptome, sozialer Rückzug, oft auch automatenhafte oder stereotype, sich wiederholende Bewegungen.

Diese Symptome können sich im langjährigen Verlauf der Erkrankung noch verstärken und werden von den Patienten als besonders belastend empfunden.

1.5.1 Diagnostik schizophrener Erkrankungen

■ Nach ICD-10 müssen für die Diagnose der Schizophrenie (F 20.x) mindestens ein eindeutiges Symptom der folgenden Punkte 1 bis 4 oder mindestens zwei Symptome der Punkte 5 bis 8 vorliegen.

Diese Symptome müssen während eines Monats fast ständig oder länger deutlich vorhanden sein.
1. Gedankenlautwerden, Gedankeneingebung oder Gedankenentzug, Gedankenausbreitung
2. Kontrollwahn, Beeinflussungswahn, Gefühl des Gemachten bezgl. Körperbewegungen, Gedanken, Tätigkeit oder Empfindungen, Wahnwahrnehmungen
3. Kommentierende oder dialogische Stimmen
4. Anhaltender, kulturell unangemessener und völlig unrealistischer Wahn
5. Anhaltende Halluzinationen jeder Sinnesmodalität
6. Gedankenabreißen oder Einschiebungen in den Gedankenfluss
7. Katatone Symptome (Stupor, psychomotorische Erregung, haltungsmotorische Erregung, Haltungsstereotypien, Mutismus, Katalepsie, wächserne Biegsamkeit, Befehlsautomatie, Sprachstereotypie)
8. Minussymptome (siehe Tab. 1.3), wie auffällige Apathie, Sprachverarmung, verflachte oder inadäquate Affekte
9. Eine eindeutige und durchgängige Veränderung bestimmter umfassender Aspekte des Verhaltens der betreffenden Person, die sich in Ziellosigkeit, Trägheit, einer in sich selbst verlorenen Haltung und sozialem Rückzug manifestiert. ■

Je nach vorherrschender Symptomatik können verschiedene Unterformen schizophrener Erkrankungen unterschieden werden:

Am häufigsten ist die paranoide Schizophrenie (F 20.0), bei der Wahnvorstellungen und Halluzinationen dominieren. Häufig sind z. B. Verfolgungswahn und Stimmenhören. Etwa 70% aller schizophrenen Erkrankungen fallen in diese Kategorie.

Die hebephrene Schizophrenie (F 20.1) ist durch ausgeprägte Affekt-, Antriebs- und Denkstörungen charakterisiert. Die Patienten sind häufig unberechenbar und enthemmt. Die Erkrankung beginnt meist vor dem 25. Lebensjahr. Die Prognose ist ungünstig.

Bei der katatonen Schizophrenie (F 20.2) stehen Störungen der Bewegung und des Antriebs im Vordergrund (Stupor, motorische Erregung, Haltungsstereotypien, Mutismus, Katalepsie, Befehlsautomatie und Sprachstereotypien). Ein Subtyp ist die perniziöse Schizophrenie mit sehr hohem Fieber, Kreislaufstörungen, Exsikkose und Zyanose. Die Prognose ist sehr ungünstig, oft letal (Achtung: tritt das Fieber nach Beginn der neuroleptischen Medikation auf, kann ein malignes neuroleptisches Syndrom vorliegen).

Ein chronisches Stadium im Verlauf einer schizophrenen Erkrankung, gekennzeichnet durch eine eindeutige Verschlechterung im Vergleich zu einem früheren Stadium der Erkrankung, bezeichnet das ICD-10 als schizophrenes Residuum (F 20.5). Es ist gekennzeichnet durch eine langandauernde, aber nicht notwendigerweise irreversible Minussymptomatik.

Die seltene Schizophrenia simplex (F20.6) kann diagnostiziert werden, wenn mit schleichender Progredienz Patienten ein merkwürdiges Verhalten an den Tag legen, die allgemeine Leistungsfähigkeit sinkt und es für sie unmöglich ist, soziale Anforderungen zu erfüllen. Wahnvorstellungen oder Halluzinationen kommen in der Regel nicht vor. Typisch ist eine chronisch fortschreitende Minussymptomatik ohne vorausgegangene floride psychotische Symptomatik.

1.6 Andere psychotische Störungen

Von der Schizophrenie hinsichtlich Verlauf, Therapie und Prognose zu unterscheiden ist die schizoaffektive Psychose (ICD-10: F25). Es handelt sich um eine episodische Störung, bei der sowohl affektive als auch schizophrene Symptome in der gleichen Krankheitsphase auftreten, meistens gleichzeitig oder durch eine kurze Zeit getrennt. Patienten, die unter rezidivierenden schizoaffektiven Episoden leiden, besonders diejenigen, bei denen die affektive Symptomatik im Vordergrund steht, entwickeln nur selten ein Residuum.

Auf der anderen Seite ist die schizoaffektive Psychose abzugrenzen von affektiven Psychosen, insbesondere von bipolaren Störungen (ICD-10: F31).

Eine Manie mit psychotischen Symptomen (ICD-10: F30.2, F31.2) ist vor allem durch eine gehobene, expansive oder gereizte Stimmung mit gesteigerter Aktivität, Ruhelosigkeit, Gedankenflucht, Rededrang gekennzeichnet. Diese Symptome müssen mindestens für eine Woche vorhanden sein. Gleichzeitig müssen psychotische Symptome vorhanden sein, die aber nicht den schizophrenen Symptomen entsprechen, z.B. dürfen keine kommentierenden Stimmen vorliegen. Typische psychotische Symptome sind Größen-, Liebes-, oder Beziehungswahn.

Bei depressiven Episoden mit psychotischen Symptomen (ICD-10: F32.3) müssen die Kriterien für eine Depression erfüllt sein und gleichzeitig Wahnideen vorliegen. Häufig sind Verarmungs-, Versündigungswahn, hypochondrischer/nihilistischer Wahn, Halluzinationen oder depressiver Stupor.

Nicht selten treten Wahn oder Halluzinationen im Rahmen so genannter pseudopsychotischer Episoden auch bei Patienten mit Persönlichkeitsstörungen vom Borderline-Typ (ICD-10: F60.31) auf. Solche psychotischen Episoden dauern häufig nur wenige Tage, können bei den Patienten jedoch heftige Erregungszustände, Aggressivität oder selbstschädigendes Verhalten hervorrufen.

Im Rahmen eines Delirs, z.B. im Alkoholentzug (ICD-10: F 10.4) oder auch bei anderen chronischen Psychosen im Rahmen von Substanzabhängigkeit wie z.B. der Alkoholhalluzinose (ICD-10: F 10.52), treten häufig Halluzinationen auf, im Rahmen des Delirs eher optische, bei der Alkoholhalluzinose eher akustische Halluzinationen. Wahneinfälle oder Wahnwahrnehmungen liegen dagegen z.B. beim Eifersuchtswahn (ICD-10: F10.51) vor.

Bei Demenzerkrankungen liegen neben kognitiven und affektiven Symptomen ebenfalls häufig psychotische oder Psychose-assoziierte Symptome, in der Regel als Wahn oder ausgeprägtes Misstrauen vor (Tab. 1.4).

1.7 Kognitive Dysfunktionen

Kognition umfasst alle Vorgänge, die bei der Verarbeitung und Umsetzung externer und interner Informationen ablaufen.

Viele Patienten mit psychotischen Erkrankungen leiden unter kognitiven Dysfunktionen, beispielsweise Aufmerksamkeitsstörungen, wie sie bereits Kraepelin und Bleuler beschrieben haben. Kognitive Dysfunktionen zählen zu den ersten Anzeichen einer psychotischen Erkrankung mit hohem prädiktiven Wert und können, besonders bei Schizophrenien, bereits Jahre vor der ersten Manifestation einer Psychose beobachtet werden. Sie beeinträchtigen die interpersonalen, instrumentellen Fertigkeiten der Betroffenen und damit den Aufbau sozialer Kompetenz. Sie erschweren aber auch direkt die Arzt-Patienten-Beziehung und damit die Behandlung.

Meist ist bei psychotischen Patienten das gesamte Spektrum kognitiver Leistungen beeinträchtigt. Unter Umständen sind kognitive Dysfunktionen auch ursächlich an der Erkrankung beteiligt, da sie zu einer erhöhten Stressempfindlichkeit führen.

In den letzten Jahren wurden kognitive Störungen bei schizophrenen Patienten eingehend untersucht. Dabei wurde beispielsweise ein schlechteres Abschneiden in standardisierten Intelligenztests wie dem Hamburg-Wechsler-Intelligenztest für Erwachsene gesehen. Es ist jedoch unklar, ob dieser Faktor kausal an der Erkrankung

Tabelle 1.4 Auswahl psychotischer Störungen (ohne Schizophrenie)

- Organische, nicht näher bezeichnete Psychose F 09
- Wahnhafte Störung F 22.0
- Akute polymorphe psychotische Störung ohne Symptome einer Schizophrenie F 23.0
- Akute polymorphe psychotische Störung mit Symptomen einer Schizophrenie F 23.1
- Akute schizophreniforme psychotische Störung F 23.2
- Sonstige akute vorwiegend wahnhafte psychotische Störungen F 23.3
- Induzierte wahnhafte Störung F 24
- Schizoaffektive Störung, gegenwärtig manisch F 25.0
- Gemischte schizophrene und affektive psychotische Störung F 25.2
- Manie mit psychotischen Symptomen F 30.2
- Bipolare affektive Psychose F 31
- Schwere depressive Episode mit psychotischen Symptomen F 32.3
- Affektive, nicht näher bezeichnete Psychose F 39
- Puerperalpsychose, nicht näher bezeichnete F 53.1

beteiligt ist oder als Zeichen der schizophrenen Prädisposition gewertet werden kann. Personen mit hoher Intelligenz gehen möglicherweise besser mit Stressfaktoren um, die eine schizophrene Erkrankung auslösen können.

Darüber hinaus gelten Defizite in Aufmerksamkeit, Arbeitsgedächtnis, Augenfolgebewegungen und Assoziationsaufgaben als charakteristisch für die Schizophrenien. Kognitive Störungen in diesen Bereichen werden auf frontale Dysfunktionen zurückgeführt. In kernspintomographischen Untersuchungen fanden sich sowohl strukturell Volumenreduktionen, besonders der grauen Substanz, als auch spektroskopisch Hinweise für eine Störung der neuronalen Integrität und funktionell eine verminderte Aktivierung, die in PET-Untersuchungen einem verminderten Metabolismus entsprach. Diese kognitiven Defizite können auch auf Hirnentwicklungsstörungen, beispielsweise durch Sauerstoffmangel vor oder während der Geburt oder intrauterine Virusinfektionen zurückzuführen sein und/oder allgemeiner Ausdruck der genetischen Prädisposition sein. Diskutiert werden auch morphologische Gehirnveränderungen im Sinne einer degenerativen Erkrankung bzw. Funktionsstörungen vorhandener Rezeptorsysteme, die im Abschnitt Pathophysiologie vorgestellt werden.

1.8 Pathophysiologie

Psychotische Erkrankungen sind mit verschiedenen strukturellen und funktionellen Auffälligkeiten im Gehirn verbunden. Für schizophrene Erkrankungen sind solche Auffälligkeiten wohl am besten untersucht, so dass die für schizophrene Psychosen belegten Befunde vielleicht als Erklärungsmodell auch für psychotische Symptome bei anderen Störungen dienen könnten.

Bei schizophrenen Patienten ist beispielsweise eine Vergrößerung der inneren Liquorräume, besonders des dritten Ventrikels, bereits seit längerer Zeit bekannt (Cahn 2002). Mit bildgebenden Verfahren wurden außerdem Veränderungen in Hippocampus, präfrontalem Kortex und Mandelkern nachgewiesen. In diesen Bereichen wird eine Abnahme des Hirnvolumens, vor allem der grauen Substanz beobachtet (Hulshoff Pol et al. 2001). Bei Post-mortem-Untersuchungen fand sich eine veränderte Zytoarchitektur, vor allem im Hippocampus, im entorhinalen und im cingulären Kortex (Falkai et al. 2000). Auch Verwandte ersten Grades zeigen zum Teil diese Veränderungen, insbesondere monozygote Zwillinge. SPECT- und PET-Untersuchungen weisen außerdem auf Unterschiede in der Stoffwechselaktivität und in der Rezeptordichte im frontalen Kortex hin.

Auf biochemischer Ebene sind schizophrene Erkrankungen außerdem mit einer Dysbalance der Neurotransmitter verbunden, vor allem Dopamin, Serotonin, Glutamat, Acetylcholin und GABA sind offenbar verändert. Inwieweit dieses Ungleichgewicht Folge oder Ursache der Erkrankung ist, ist immer noch ungeklärt. Im mesolimbischen System scheint eine veränderte synaptische Organisation vorzuliegen, die sich in einer Überaktivität der dopaminergen Neurotransmission oder einer Hypersensitivität postsynaptischer D_2-Rezeptoren äußert und die vermutlich mit den psychotischen Symptomen in Zusammenhang steht. Im präfrontalen Kortex wird dagegen eine verminderte dopaminerge Aktivität beobachtet, die wahrscheinlich zu den affektiven und Minussymptomen der Erkrankung beiträgt. Ein Ungleichgewicht des Glutamat-Systems, das möglicherweise durch eine Unterfunktion der N-Methyl-D-Aspartat (NMDA)-Rezeptoren hervorgerufen wird, kann die Dopaminkonzentrationen im mesolimbischen System erhöhen. Letzteres ist wahrscheinlich an der Entstehung von kognitiven Dysfunktionen sowie bei den Minussymptomen der Erkrankung beteiligt (Goff u. Coyle 2001).

Hereditäre Faktoren spielen vor allem bei der Schizophrenie, aber auch bei bipolaren Störungen und Demenzen eine wichtige Rolle. Die Vererbbarkeit schizophrener Erkrankungen ist bereits seit Kraepelin bekannt. Familien- und Zwillingsstudien belegen ein eindeutig erhöhtes Risiko für Familienangehörige schizophren Erkrankter (Gottesman 1991). Das Risiko bei Kindern, wenn beide Elternteile schizophren erkrankt sind, liegt etwa bei 40 %. Die Studien zeigen aber auch, dass die Erkrankung nicht ausschließlich auf genetische Faktoren zurückgeführt werden kann. So können auch frühkindliche Geburtsschäden und soziokulturelle Ereignisse an der Entstehung der Erkrankung beteiligt sein.

Heute wird daher von einer multifaktoriellen Erkrankung ausgegangen. Jeder der genannten Faktoren kann entsprechend dem Vulnerabilitäts-Stress-Modell an der Entstehung einer schizophrenen Psychose beteiligt sein, reicht aber allein nicht aus, um die Erkrankung zu erklären. Vermutlich muss noch mindestens ein auslösender Faktor wie z. B. Überlastung und Stress hinzukommen, um bei einem vulnerablen Menschen zu einer Erkrankung zu führen. Exogene oder Umwelteinflüsse können dabei möglicherweise als epigenetische Faktoren wirksam werden, indem sie bestimmte Gene, die an der Entstehung einer Schizophrenie beteiligt sind, aktivieren.

1.9 Prognose

Verlauf und Prognose psychotischer Erkrankungen hängen entscheidend von der Art der vorliegenden Erkrankung ab, werden aber auch wesentlich von der Behandlung bestimmt.

Akute vorübergehende psychotische Episoden oder psychotische Symptome im Rahmen von Intoxikationen klingen oft unbehandelt nach wenigen Tagen vollständig ab. So genannte „Brief Limited Intermittend Psychotic Symptoms" (BLIPS) ohne exogene Ursache können dagegen bei jungen Menschen ein Prodrom einer späteren Schizophrenie sein.

Die Schizophrenie ist sicher die psychotische Erkrankung mit dem deletärsten Verlauf. Ohne weitere Medikamenteneinnahme erleiden 70–80 % der Patienten innerhalb eines Jahres einen Rückfall. Frühzeitiger Behandlungsbeginn, optimales Behandlungskonzept, gute Compliance und Stressbewältigungstechniken können Rückfälle signifikant vermeiden oder zumindest abschwächen und so die Prognose verbessern.

Durchschnittlich remittieren etwa ein Drittel der Patienten nach der ersten schizophrenen Episode vollständig. Ein Drittel zeigt weiter Symptome, bleibt aber sozial integriert, die Erkrankung führt nur zu leichten Beeinträchtigungen. Die Betroffenen können unter entsprechender Behandlung ein relativ normales Leben führen. Ein Drittel bleibt auf Dauer beeinträchtigt, die Erkrankung verläuft chronisch. Diese Patienten leiden vorwiegend an der residualen Form. Sie können aber auch nach langer Erkrankungsdauer noch von einer Behandlung profitieren.

1.10 Medikamentöse Therapie psychotischer Störungen

Als erstes Antipsychotikum wurde 1953 Chlorpromazin in Europa unter dem Handelsnamen Largactil®, zwei Jahre später unter dem Namen Thorazin™ in den USA zugelassen. Der Erfolg dieser Substanz, die zur Gruppe der Phenothiazine zählt, war zunächst spektakulär. Aussichtslose Fälle konnten auf einmal wieder nach Hause entlassen werden. In rascher Folge wurden neue Präparate gefunden, die sich ebenfalls durch gute Wirksamkeit auf psychotische Symptome schizophrener Erkrankungen auszeichneten, beispielsweise 1959 das Butyrophenon Haloperidol.

Die Verweildauer in den psychiatrischen Krankenhäusern nahm in den folgenden Jahren

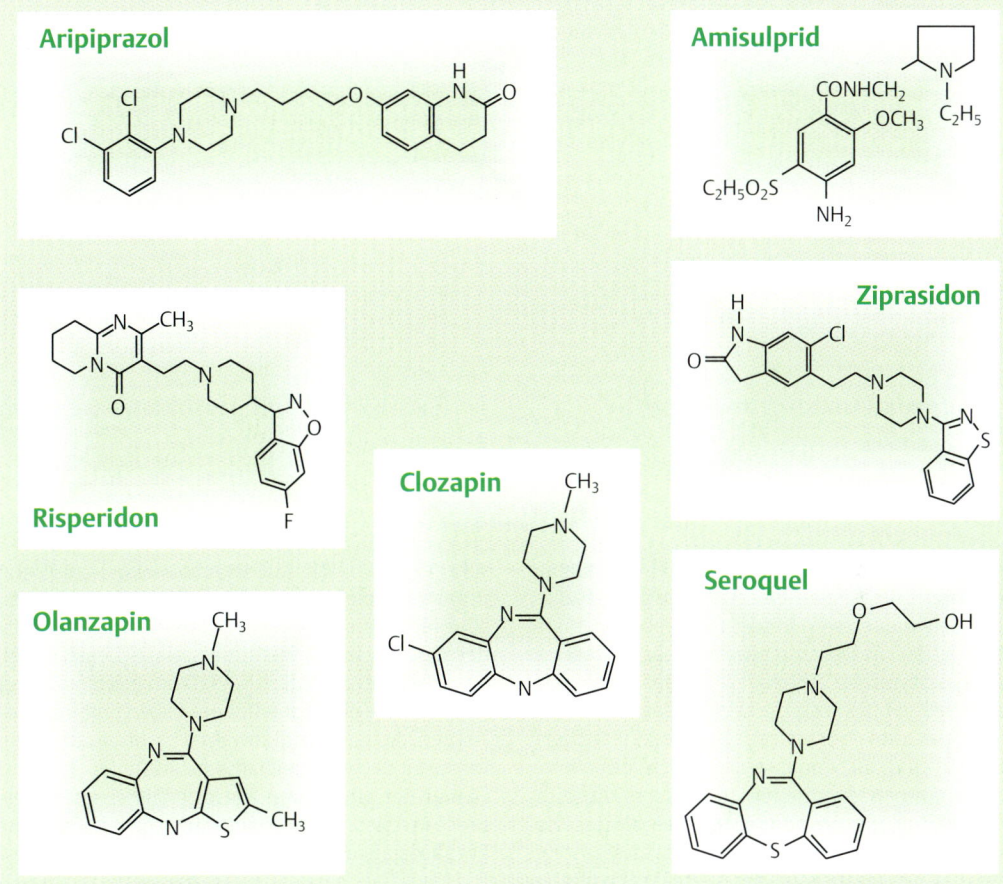

Abb. 1.4 Struktur der atypischen Neuroleptika.

um rund 80% ab. Allerdings führten diese Medikamente neben der Sedierung auch zu schweren Nebenwirkungen, insbesondere zu extrapyramidalmotorischen Störungen, einschließlich akuter Dystonien, Akathisien und zum Teil zu irreversiblen tardiven Dyskinesien. Außerdem wurden zahlreiche autonome, neuroendokrine, kardiale, ophthalmologische und hämatologische Nebenwirkungen beobachtet, z. B. Leukopenie, Herzrhythmusstörungen, Hypotonie, Glaukom, Veränderungen der Glukosetoleranz oder Harnverhalt.

Bezüglich ihrer neuroleptischen Potenz werden vereinfacht so genannte hochpotente von niedrigpotenten Antipsychotika unterschieden, wobei hochpotente Antipsychotika in niedriger bis mittlerer Dosierung eine gute antipsychotische Wirkung ohne Sedierung aufweisen. Niedrigpotente Antipsychotika sind dagegen in niedriger bis mittlerer Dosierung durch eine geringe antipsychotische Wirksamkeit bei deutlicher Sedierung gekennzeichnet.

Seit den 1980er-Jahren wurden daher auf der Grundlage der Erfahrungen mit der Substanz Clozapin weitere so genannte atypische Antipsychotika entwickelt, die im Vergleich zu den herkömmlichen Neuroleptika nicht deren „typische" Nebenwirkungen aufwiesen bzw. eine geringere Inzidenz vor allem der extrapyramidalmotorischen Nebenwirkungen. Der Prototyp Clozapin wurde 1972 in Österreich und der Schweiz zugelassen und anschließend 1974 in Deutschland. Allerdings traten 1975 unter Clozapin mehrere Todesfälle aufgrund einer Agranulozytose auf, der so genannten „finnischen Grippe". Die Entwicklung neuer Antipsychotika wurde daher zunächst nur halbherzig betrieben. Das 1993 zuge-

Tabelle 1.5 Pro und Contra atypischer Antipsychotika versus konventioneller Neuroleptika

konventionelle Neuroleptika	atypische Neuroleptika
langjährige Erfahrung	überwiegend erst seit ≤ 10 Jahren verfügbar (Ausnahme: Clozapin)
Sicherheit im Umgang	trotz bestätigter Wirksamkeit noch geringere Erfahrung im praktischen Einsatz
Wirksamkeit bei Plussymptomatik	Wirksamkeit bei Plussymptomatik
geringe Wirksamkeit bei Minussymptomatik	Wirksamkeit bei Minussymptomatik
EPS häufig	signifikant geringere EPS
Spätdyskinesien häufig	Spätdyskinesien seltener
häufig kognitive Beeinträchtigung	geringe kognitive Beeinträchtigung
alle Applikationsformen (oral/i.v./i.m.)	Applikationsform lediglich oral und i.m.
preisgünstig	kostenintensiv

lassene Remoxiprid musste nach einem halben Jahr wegen des gehäuften Auftretens aplastischer Anämien wieder vom Markt genommen werden. 1994 wurde in Deutschland mit Risperidon das nächste atypische Antipsychotikum zugelassen, anschließend Olanzapin, Sertindol, Amisulprid, Quetiapin und Ziprasidon. Alle neuen Antipsychotika sind allerdings fast ausschließlich bei schizophrenen Störungen zugelassen. Ausnahmen sind Olanzapin (außerdem bei akuter Manie), Risperidon (zusätzlich in der Rezidivprophylaxe der Schizophrenie, bei Verhaltensauffälligkeiten im Alter und bei Verhaltensauffälligkeiten von Kindern ab 5 Jahren mit Impulssteuerungsstörungen wie selbst- bzw. fremdaggressivem Verhalten und geminderter Intelligenz) sowie Clozapin (auch bei psychotischen Störungen von Parkinson-Patienten).

Diese atypischen Antipsychotika zeichnen sich im Vergleich zu den konventionellen Neuroleptika nicht nur durch eine geringere Inzidenz extrapyramidalmotorischer Störungen aus, sondern auch durch eine größere Wirksamkeit auf die Minussymptomatik sowie auf kognitive Dysfunktionen. Auch die neuen Antipsychotika sind jedoch nicht nebenwirkungsfrei. Sie unterscheiden sich in ihrer chemischen Struktur (Abb. 1.4) sowie in ihrem Rezeptorbindungsprofil und damit auch in ihrem Nebenwirkungsprofil (siehe Abschnitt 2.8).

Dennoch stellen sie einen entscheidenden Fortschritt in der psychopharmakologischen Therapie psychotischer Störungen dar. Diese neuen Substanzen ermöglichen nicht nur eine z.T. bessere Wirksamkeit auf psychotische Symptome unterschiedlicher psychiatrischer Erkrankungen, sind nicht nur motorisch besser verträglich, sondern haben auch wesentlich dazu beigetragen, dass Patienten besser sozial integriert werden können und über eine höhere Lebensqualität berichten. Es ist nicht unwahrscheinlich, dass die fortgesetzte wissenschaftliche Aktivität auf dem Gebiet der atypischen Antipsychotika noch weitere Vorteile in der Behandlung psychotischer Erkrankungen aufzeigen wird (Tab. 1.5).

Literatur

Cahn W, Pol HE, Lems EB, van Haren NE, Schnack HG, van der Linden JA, Schothorst PF, van Engeland H, Kahn RS. Brain volume changes in first-episode schizophrenia: a 1-year follow-up study. Arch Gen Psychiatry 2002; 59: 1002–1010

Falkai P, Schneider-Axmann T, Honer WG. Entorhinal cortex pre-alpha cell clusters in schizophrenia: quantitative evidence of a developmental abnormality. Biol Psychiatry 2000; 47; 937–943

Goff DC, Coyle JT. The emerging role of glutamate in the pathophysiology and treatment of schizophrenia. Am J Psychiatry 2001; 158: 1367–1377

Gottesman I. Schizophrenia Genesis. New York: W. H. Freeman, 1991

Hulshoff Pol HE, Schnack HG, Mandl RC, van Haren NE, Koning H, Collins DL, Evans AC, Kahn RS. Focal gray matter density changes in schizophrenia. Arch Gen Psychiatry 2001; 58: 1118–1125

Schneider K. Klinische Psychopathologie. Stuttgart: Thieme, 1946

Seeman P, Guan H-C, VanTol HHM. Dopamine D4 receptors elevated in schizophrenia. Nature 1993; 365: 441–445

2 Pharmakologie der atypischen Neuroleptika

Walter E. Müller

2.1 Die dopaminergen Systeme

Neuroleptika sind üblicherweise Dopaminrezeptor-Antagonisten, daher liegt in den unterschiedlichen Eigenschaften der dopaminergen Systeme ein wichtiger Schlüssel zum Verständnis ihrer Wirkungsweise.

Im zentralen Nervensystem liegen vier unterschiedliche dopaminerge Systeme vor (Abb. 2.1): das **nigro-striatäre** System, das **mesolimbische** System, das **mesokortikale** und das **tuberoinfundibuläre** System.

Das nigro-striatäre System steuert die extrapyramidale Motorik und scheint nach der bishe-

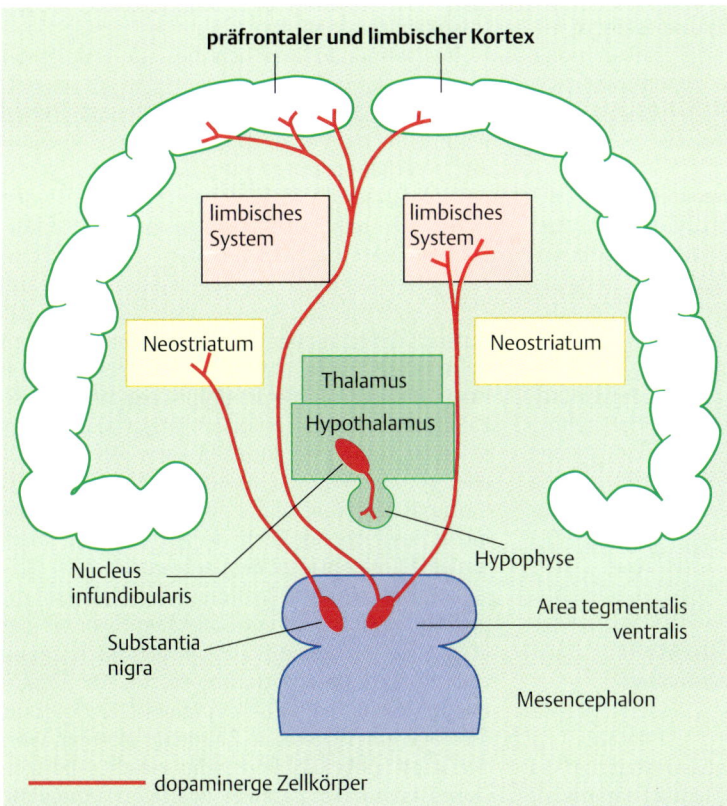

Abb. 2.1 Dopaminerge Systeme im zentralen Nervensystem.
Nigro-striatäres System: Substantia nigra, Pars compacta [A9] → dorsales Striatum, Funktion: Steuerung der extrapyramidalen Motorik. *Bei Schizophrenie:* eher nicht verändert. Blockade durch Neuroleptikum führt zu extrapyramidalmotorischen Störungen (EPS): Dyskinesie, Parkinsoid, Akathisie, Spätdyskinesien)
Mesolimbisches System: Ventrales Tegmentum [A10] → v. a. limbische Areale, Funktion: Steuerung von Stimmung und Antrieb. *Bei Schizophrenie:* Aktivität wahrscheinlich erhöht → Plussymptomatik. Blockade durch Neuroleptika führt zu antipsychotischer Wirkung (auf die Plussymptomatik).

Mesokortikales System: Ventrales Tegmentum [A10] → v. a. Präfrontaler Kortex, Funktion: kognitive Prozesse, Motivation. *Bei Schizophrenie:* Aktivität wahrscheinlich erniedrigt → Minussymptomatik. Blockade durch Neuroleptika hat wenig Effekt auf Minussymptomatik. **Tuberoinfundibuläres System:** Nucl. Arcuatus des Hypothalamus → Eminentia medialis, Funktion: Steuerung u. a. der Prolaktinsekretion. *Bei Schizophrenie:* eher nicht verändert. Blockade durch Neuroleptika führt zu Prolaktinanstieg.

rigen Datenlage bei Schizophrenie nicht wesentlich verändert zu sein. Bei einer kausalen Behandlung der Erkrankung sollte daher eine Blockade dieses Systems vermieden werden, um keine extrapyramidalmotorischen Nebenwirkungen hervorzurufen.

Im mesolimbischen System, das für die Regulation von Stimmung und Antrieb zuständig ist, liegt dagegen bei schizophrenen Erkrankungen vermutlich eine präsynaptische Überaktivität vor. Dies konnte bisher allerdings nicht in allen Studien eindeutig bewiesen werden. Eine Blockade scheint aber nach den bisherigen Ergebnissen sinnvoll zu sein.

Über das mesokortikale System werden kognitive Prozesse sowie die Motivation gesteuert. Bei schizophrenen Erkrankungen geht man heute in diesen kortikalen Strukturen von einer dopaminergen Hypofunktion aus. Dieses System sollte daher bei einer Behandlung möglichst nicht blockiert, sondern eher aktiviert werden.

Das tuberoinfundibuläre System steuert u. a. die Prolaktinsekretion und ist bei Schizophrenie eher nicht verändert. Wird das hypophysäre System jedoch blockiert, ist mit einer Prolaktinerhöhung und damit verbundenen unerwünschten Wirkungen zu rechnen.

Ziel einer modernen pharmakologischen Behandlung ist demnach, die dopaminergen Systeme entsprechend den vorliegenden pathophysiologischen Veränderungen differenziert zu beeinflussen – bisher war dies mit den traditionellen Neuroleptika nicht möglich: alle dopaminergen Systeme benutzen im Wesentlichen für die Transmission D_2-Rezeptoren, die von den Neuroleptika blockiert werden. Über viele Jahrzehnte waren daher Wirkung und Nebenwirkungen eng miteinander assoziiert. Erst mit den atypischen Neuroleptika wurde eine differenzierende Beeinflussung möglich, obwohl diese ebenfalls D_2-Antagonisten darstellen.

2.2 Klinische und experimentelle Eigenschaften der atypischen Neuroleptika

■ Im Vergleich zu konventionellen Neuroleptika treten unter atypischen Neuroleptika signifikant seltener extrapyramidalmotorische Störungen (EPS), wie Parkinsonoid, Akathisie und Spätdyskinesien auf. Weitere Vorteile sind eine bessere Wirksamkeit auf die Minussymptomatik und ein erweitertes Wirkungsspektrum (kognitive Defizite, depressive Begleitsymptomatik, Wirksamkeit bei Non-Respondern) sowie eine spezifischere Wirkung auf die unterschiedlichen dopaminergen Systeme. ■

Voraussetzung für das besondere Wirkprofil der atypischen Neuroleptika ist, dass die vorhandenen dopaminergen Systeme spezifischer beeinflusst werden. So ist das Auftreten extrapyramidalmotorischer Nebenwirkungen, die vor allem über die Blockade des nigro-striatären Systems hervorgerufen werden, unter allen verfügbaren atypischen Neuroleptika deutlich seltener als unter konventionellen Neuroleptika.

Ein wesentlicher Grund für diese Unterschiede ist die Tatsache, dass offensichtlich aufgrund verschiedener Mechanismen das mesolimbische System, das für die psychotischen Symptome relevant ist, im Verhältnis zu anderen Systemen von den atypischen Neuroleptika stärker betroffen bzw. beeinträchtigt wird als von den konventionellen Neuroleptika.

Im Tiermodell lässt sich dies am Beispiel der Neuroleptika-induzierten Katalepsie gut darstellen (Abb. 2.2). Ein typisches Neuroleptikum hemmt dosisabhängig Dopaminagonisten-induzierte Verhaltensmuster. Die Dosis/Wirkungskurve zur Katalepsie ist in der Regel etwa um den Faktor 2 zu höheren Dosen verschoben. Die Kurven verlaufen parallel. Die atypischen Substanzen benötigen hingegen weit höhere Dosen, um eine Katalepsie auszulösen. Dabei ist auch das Ausmaß der kataleptischen Symptome bei diesen Substanzen deutlich reduziert. Beispielsweise ist man für den Prototyp der atypischen Neuroleptika, Clozapin, lange Zeit davon ausgegangen, dass er keine Katalepsie auslösen kann. Dies scheint aber vor allem darauf zurückzuführen sein, dass Clozapin aufgrund seiner anderen Eigenschaften nicht ausreichend hoch dosiert werden kann, um eine Katalepsie zu beobachten.

Die präferenzielle Beeinflussung des mesolimbischen versus des nigrostriatalen Systems der atypischen Neuroleptika zeigt sich auch am so genannten Depolarisationsblock, d. h. der Abnahme der Spontanaktivität dopaminerger Neurone, die nach einer gewissen Zeitdauer gesehen werden kann (Abb. 2.3). Bereits bei relativ niedrigen Dosen kommt es zu einer deutlichen Abnahme der Spontanaktivität in den mesolimbischen Strukturen. Im nigrostriatalen System werden dagegen deutlich höhere Dosen benötigt, um diesen Effekt zu erzielen. Bei typischen Neuroleptika wird in beiden Systemen im gleichen Dosisbe-

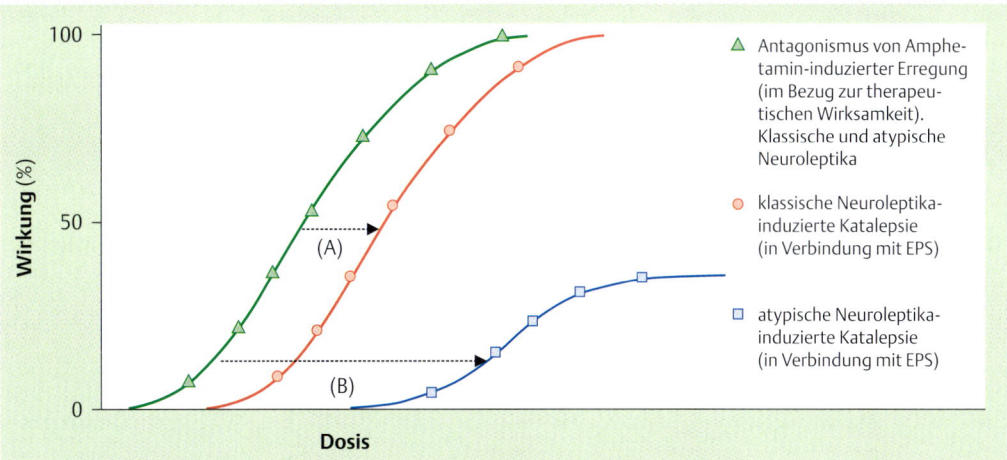

Abb. 2.2 Neuroleptika-induzierte Katalepsie im Tiermodell.

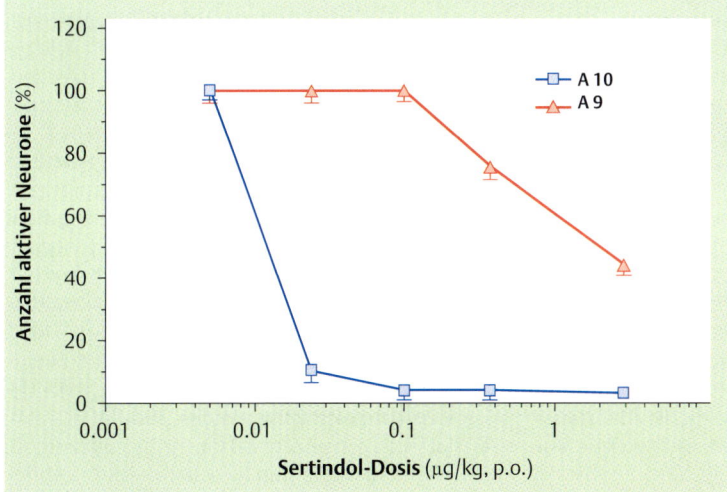

Abb. 2.3 Abnahme der Spontanaktivität dopaminerger Neurone.

reich ein Depolarisationsblock ausgelöst. Kataleptische Symptome sind daher deutlich seltener unter den atypischen Neuroleptika.

2.3 Mechanismen der Atypie

Zur Erklärung der oben genannten atypischen Eigenschaften der modernen Neuroleptika wurden verschiedene Modelle entwickelt. Eine – wenn auch grobe – Zusammenfassung der heutigen Vorstellungen gibt folgende Aufzählung:

1. Die **D_2-Plus-Hypothesen** gehen davon aus, dass neben einer Blockade der D_2-Rezeptoren, wie sie auch bei den konventionellen Neuroleptika auftritt, letztlich additive Mechanismen in Form einer Blockade anderer Rezeptoren dazu beitragen, dass sich zumindest ein Teil des Wirkungsspektrums verändert.
   – D_2 + M (Clozapin)
   – D_2 + D_1 (Clozapin)
   – D_2 + D_4 (Clozapin)
   – D_2 + alpha$_1$(alpha$_2$) (Clozapin, Iloperidol)
   – D_2 + 5-HT$_2$ (Clozapin, Risperidon, Olanzapin)
   – D_2 + 5-HT$_{1A}$ (Clozapin, Ziprasidon, Aripiprazol)

2. Das Konzept der **mesolimbischen (Bindungs-) Selektivität** weist darauf hin, dass viele Substanzen, offenbar spezifischer an mesolimbi-

Tabelle 2.1 Rezeptorprofile atypischer Neuroleptika im Vergleich zu Haloperidol (In-vitro-Inhibitionskonstanten Ki in nmol/l)

Rezeptor	Haloperidol	Amisulprid	Aripiprazol	Clozapin	Olanzapin	Quetiapin	Risperidon	Ziprasidon
D_1	210	>10000	265	85	31	455	430	525
D_2	0,7	3	0,45	126	11	160	4	5
D_3	2	3	0,8	473	49	340	10	7
D_4	3	>10000	44	35	27	1600	9	32
$5\text{-}HT_{1A}$	1100	>10000	4,4	875	>10000	2800	210	3
$5\text{-}HT_{2A}$	45	>10000	3,4	16	4	295	0,5	0,4
$5\text{-}HT_{2C}$	>10000	>10000	15	16	23		25	1
$Alpha_1$	6	>10000	47	7	19	7	0,7	11
H_1	440	>10000	61	6	7	11	20	50
M_1	>1500	>10000	>10000	1,9	1,9	120	>10000	1000

sche Strukturen binden als an andere dopaminerge Systeme. Dies trifft beispielsweise für Amisulprid und Clozapin zu.

3. Das „Loose-binding"-Konzept geht davon aus, dass viele atypischen Neuroleptika eine geringere Affinität zu den D_2-Rezeptoren aufweisen als konventionelle Neuroleptika und auch schwächer gebunden bzw. schneller wieder freigesetzt werden – somit geringere Nebenwirkungen hervorrufen als bei hoher Rezeptoraffinität. Bindung ist immer ein dynamisches Gleichgewicht von einer Assoziationsreaktion und einer Dissoziationsreaktion. Eine Substanz kann nur dann stark binden, wenn sie entweder eine extrem hohe Assoziation oder eine extrem langsame Dissoziation aufweist. Oder umgekehrt: Sie bindet schwach, wenn sie schlecht assoziiert oder schnell dissoziiert. Tatsächlich dissoziieren einige Substanzen aus der Gruppe der atypischen Neuroleptika, die nach ihrer Gleichgewichtskonstante relativ stark binden sollten – wieder schnell vom Rezeptor, zum Beispiel Amisulprid. Eine schnelle Dissoziation bedeutet, dass die Interaktion mit dem physiologischen Liganden Dopamin schneller stattfinden kann, d.h. Dopamin kann die Substanzen schneller verdrängen, die rasch vom Rezeptor dissoziieren. Da Dopamin in deutlich höheren Mengen im Striatum vorhanden ist als zum Beispiel in den kortikalen oder limbischen Strukturen, könnte dies erklären, dass Substanzen mit Loose-binding-Profilen im Striatum schneller als in anderen Strukturen durch physiologisches Dopamin vom Rezeptor verdrängt werden. Dies konnte auch in bildgebenden Untersuchungen bestätigt werden. Ein „Loose Binding" weisen auch Clozapin und Quetiapin auf.

4. Nur partiell D_2-antagonistische Eigenschaften sind das atypische Prinzip von Aripiprazol. Selbst bei maximaler D_2-Rezeptorokkupation bleibt immer noch eine gewisse Aktivierung übrig, so dass es im Striatum zu einer deutlich reduzierten Ausbildung von extrapyramidalmotorischen Störungen kommt. Dieser Effekt wird noch über eine unterschiedliche Beeinflussung in prä- versus postsynaptischen D_2-Rezeptoren verstärkt (Müller 2002).

5. Bei einigen Substanzen, z. B. Ziprasidon, scheint darüber hinaus eine direkte antidepressive Komponente vorzuliegen, da Ziprasidon beispielsweise auch die Serotonin- und Noradrenalinwiederaufnahme hemmt. Die Bedeutung dieses typischen präklinischen antidepressiven Mechanismus wird allerdings für die klinische Wirkung sehr unterschiedlich beurteilt.

Insgesamt werden heute demnach eine ganze Reihe von Hypothesen diskutiert, während bis vor einigen Jahren – vor allem in den USA – die atypischen Eigenschaften vorwiegend über das Dopamin (D_2)/Serotonin($5\text{-}HT_2$)-Verhältnis erklärt wurden. Für die atypischen Eigenschaften der neuen Antipsychotika scheinen unserem aktuellen Wissen nach unterschiedliche pharmakologische Effekte eine Rolle zu spielen.

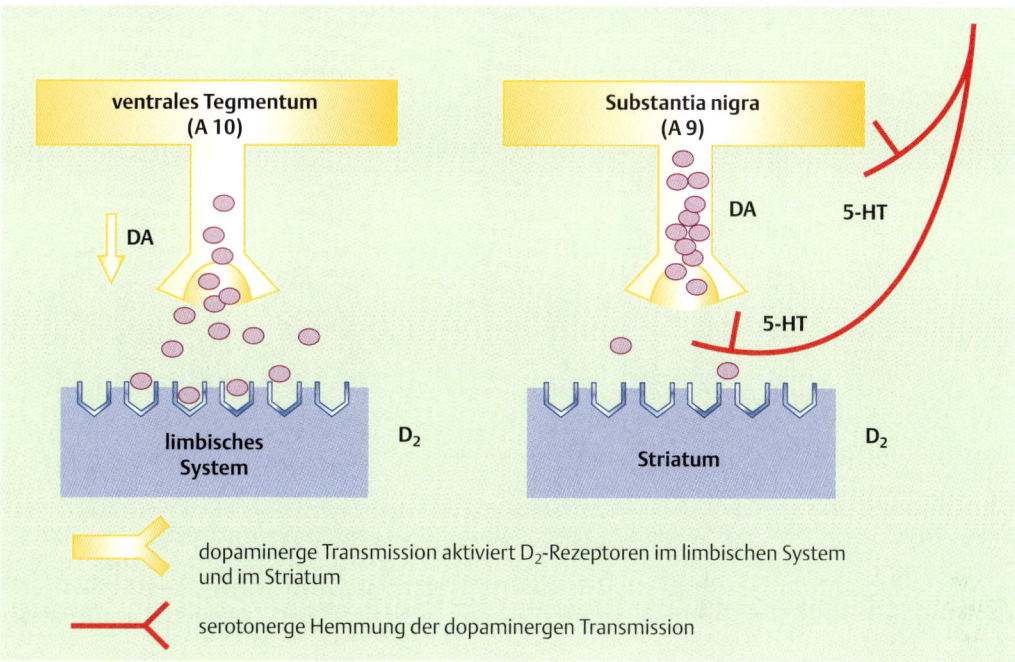

Abb. 2.4 Kontrolle des dopaminergen Systems.

2.4 Rezeptorprofile

In Tab. 2.1 sind die Rezeptorprofile der atypischen Neuroleptika gezeigt. Diese Darstellung gibt im Gegensatz zu vergleichbaren „Tortendiagrammen" ein weitaus genaueres Bild, da Letztere nur einen Ausschnitt abbilden und nicht die Abhängigkeit von der eingesetzten Dosis berücksichtigen: Zum Beispiel wird Clozapin in der Regel so dosiert, dass es zumindest in den mesolimbischen Strukturen zu einer substanziellen D_2-Blockade kommt, aus den vergleichbaren Abbildungen der Rezeptoraffinität wird dies jedoch nicht ersichtlich. Die gezeigte Darstellung der Rezeptorprofile ist hingegen deutlich aussagekräftiger – wenn man sie richtig liest, wie an einigen Beispielen erläutert werden soll:

Die In-vitro-Inhibitionskonstante Ki ist ein Maß dafür, wie stark eine Substanz an den entsprechenden Rezeptor bindet. Sie gibt die Konzentration K_i an – in der Regel in Nanomol pro Liter (nmol/l), – die benötigt wird, um den Rezeptor in einem In-vitro-System zu 50% zu besetzen. Das heißt, bei einem geringen Wert werden kleinere Konzentrationen der Substanz benötigt, die Substanz wirkt am Rezeptor stärker. Ist die Zahl größer, dann ist die Affinität, die Bindungsstärke an den Rezeptor, schwächer – es werden höhere Konzentrationen gebraucht.

Bei den Neuroleptika – bei denen vor allem die Affinität zum D_2-Rezeptor entscheidend ist – muss immer die Relation zur Bindungsstärke an den D_2-Rezeptor betrachtet werden. Beispielsweise beträgt für Risperidon das D_2/5-HT_2-Verhältnis 4:0,5. Das heißt es besteht eine sehr viel stärkere Bindung an den Serotonin-5-HT_2- als an den D_2-Rezeptor. In der Praxis, in der eine deutliche Bindung an den D_2-Rezeptor angestrebt wird, bedeutet dies, dass der 5-HT_{2A}-Rezeptor immer noch stärker antagonisiert wird. Wie im Folgenden näher erläutert wird, erklärt dies die atypischen Eigenschaften von Risperidon.

2.4.1 Serotonerge Wirkung der atypischen Neuroleptika

Das nigrostriatale (bei Schizophrenie eher unveränderte) dopaminerge System steht sowohl unter postsynaptischer, als auch unter präsynaptischer inhibitorischer Kontrolle durch serotonerge Neurone (Abb. 2.4). Diese Hemmung der dopaminergen Transmission wird über 5-HT_2-Rezeptoren vermittelt. Das heißt, werden diese Re-

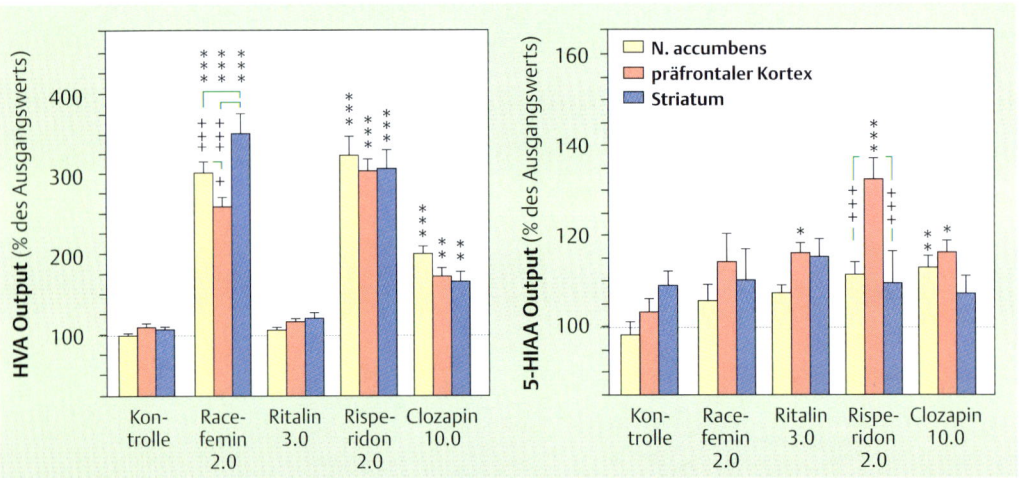

Abb. 2.5 Effekte einer 5-HT-Blockade auf die extrazelluläre Konzentration der Dopamin- und Serotoninmetabolite Homovanillinsäure (HVA) und 5-Hydroxyindol-3-Essigsäure (HIAA) (Mikrodialyse) (nach Hertel et al. 2001).

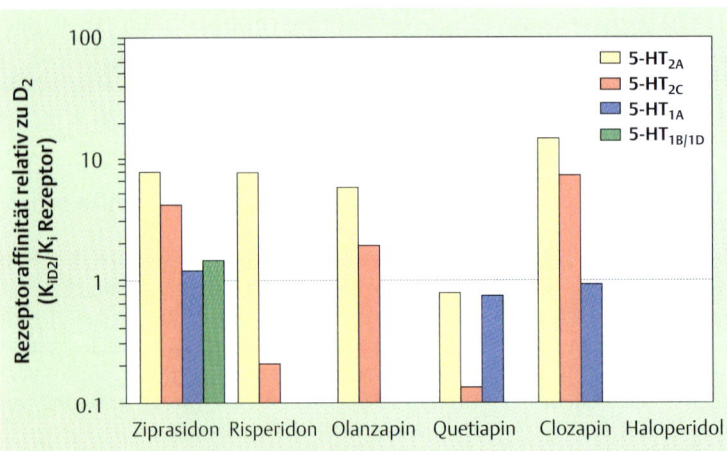

Abb. 2.6 Relative Serotoninrezeptoraffinität.

zeptoren blockiert, wird die Bremse an diesem Dopaminsystem etwas gelöst. Im nigrostriatären System wird so die Entstehung extrapyramidalmotorischer Nebenwirkungen vermieden. Gleichzeitig wird im mesolimbischen System, in dem keine serotonerge Kontrolle besteht, die D_2-Blockade daher vollständig „greift", eine gute antipsychotische Wirkung erzielt. Dies konnte auch im Tierversuch bestätigt werden.

Interessant ist darüber hinaus, dass durch eine Blockade von 5-HT_2-Rezeptoren über Mechanismen, die wir noch nicht erklären können, indirekte Aktivierungen von serotonergen Neuronen, vor allem in kortikalen Strukturen, ausgelöst werden (Abb. 2.5). Das bedeutet, dass obwohl postsynaptische 5-HT_2-Rezeptoren blockiert sind, die Freisetzungsrate von Serotonin an der Synapse erhöht ist. Dieser Mechanismus kann dann zur Folge haben, dass andere Rezeptoren – z. B. 5-HT_1-Rezeptoren – verstärkt aktiviert werden. Mit einer Blockade der 5-HT_2-Rezeptoren könnte somit zusätzlich eine antidepressive Wirkung ausgelöst werden. Über diesen Effekt wirken ebenfalls einige Antidepressiva, zum Beispiel Nefazodon. Bei den atypischen Neuroleptika könnte dieser Mechanismus die etwas bessere Wirkung auf die Minussymptomatik erklären.

In Abb. 2.6 sind die relativen Serotoninrezeptoraffinitäten der atypischen Neuroleptika dargestellt. Neben der 5-HT_{2A}-Rezeptoraffinität spielt

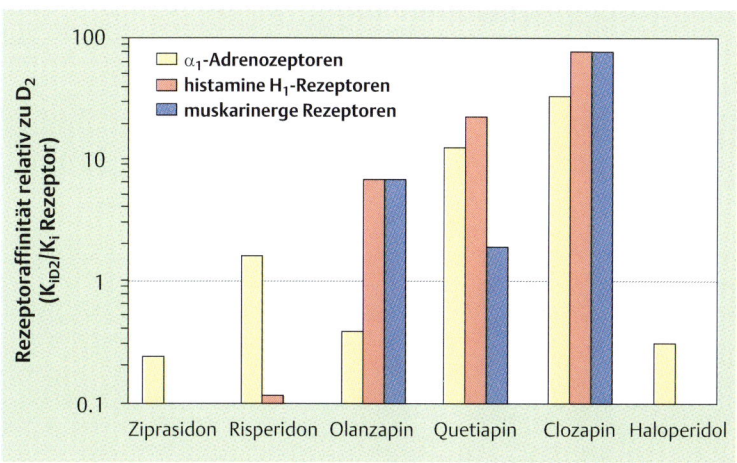

Abb. 2.7 Relative Rezeptoraffinität.

dabei auch die Affinität zum 5-HT$_{2C}$-Rezeptor, die in der Regulation des Appetitverhaltens involviert zu sein scheint, eine wichtige Rolle. So kann beispielsweise bei Risperidon der Affinitätsunterschied zwischen 5-HT$_{2A}$ und 5-HT$_{2C}$, der etwa den Faktor 10 beträgt, erklären, dass die Gewichtszunahme unter Risperidon geringer ist als unter den anderen Substanzen. Hierbei kann auch die relativ schwache H$_1$-Affinität eine Rolle spielen. Olanzapin und Clozapin binden relativ zur D$_2$-Affinität stärker an 5-HT$_2$- und H$_1$-Rezeptoren. Dies ist eine Erklärung für die bei beiden Substanzen häufig beobachtete Gewichtszunahme.

2.4.2 Wirksamkeit auf die Kognition

Die Abb. 2.7 der relativen Rezeptoraffinitäten im Verhältnis zur D$_2$-Blockade weist auch auf einen spezifischen Einfluss der atypischen Neuroleptika auf alpha$_1$-Adrenozeptoren hin. Diesen wird eine Verbesserung der kognitiven Prozesse zugeschrieben, wobei bei Clozapin zusätzlich alpha$_2$-antagonistische Eigenschaften das Profil ergänzen.

2.4.3 Nebenwirkungen

Aus dem Rezeptorprofil lassen sich auch die zu erwartenden Nebenwirkungen ableiten. Betrachtet man beispielsweise bei Risperidon die Verhältnisse der Rezeptoraffinitäten, liegt ein relativ hohes D$_2$/alpha$_1$-Verhältnis von 4 : 0,7 vor, daher können auch klassische Nebenwirkungen wie orthostatische Dysfunktionen und Hypotonie auftreten. Das niedrige D$_2$/H$_1$-Verhältnis spricht dagegen für eine nur geringe Sedierung bzw. Gewichtszunahme. Anticholinerge Nebenwirkungen sind aufgrund der sehr niedrigen Affinität zu muskarinergen Rezeptoren (Inhibitionskonstante Ki > 1000) nicht zu erwarten.

2.4.4 Differenzialtherapeutische Optionen

Aus den unterschiedlichen Rezeptorprofilen der Neuroleptika lassen sich in gewissen Grenzen auch differenzialtherapeutische Optionen ableiten:
- Eine Interferenz mit dem adrenergen System scheint gegebenenfalls besonders günstig die Kognition zu beeinflussen
- Eine 5-HT$_2$-Blockade deutet auf einen Effekt auf Aggressivität hin
- Einige Substanzen unter den atypischen Neuroleptika sind direkte 5-HT$_{1A}$-Rezeptoragonisten und wirken sich daher möglicherweise besonders auf Depressivität und Angst aus
- Von dem Loose-binding-Konzept profitieren vor allem Parkinson-Patienten, die gleichzeitig mit L-Dopa oder Dopaminagonisten behandelt werden müssen
- Die präsynaptische Selektivität könnte hypothetisch mit einem besonders guten Effekt auf die Minussymptomatik in Zusammenhang stehen
- Einige der atypischen Neuroleptika zeichnen sich durch eine antidepressive Wirkung aus. Sie sind „echte" Wiederaufnahmehemmer, z. B. Ziprasidon, – ob aber affektive Symptome

Tabelle 2.2 Pharmakokinetik der atypischen Neuroleptika

	T_{max}	$T_{1/2}$	Plasmaproteinbindung in %	CYP-P450
Amisulprid	1–3 h	12 h	17	–
Aripiprazol	5 h	60 h	> 99	3A4, 2D6
Clozapin	1,5–3,6 h	16–23 h	95	1A2, 3A4
Olanzapin	5–8 h	34–52 h	93	1A2, 2C19, 3A4
Quetiapin	1,0–1,8 h	6,8 h	83	1A2, 3A4
Risperidon	0,8–1,4 h	3,6 h	88	2D6, 3A4
Ziprasidon	3,8–5,2 h	3,2–10 h	> 99	2D6, 3A4
Zotepin	2,8–4,5 h	12 h	97	1A2, 3A4, 2D6

Tabelle 2.3 Pharmakokinetische Parameter von Risperidon und seinem Hauptmetaboliten bei männlichen Probanden nach einer einzelnen oralen Dosis von 1 mg

Parameter	Risperidon	9-OH-Risperidon
C_{max} (ng/ml)	7,6	6,0
T_{max} in h	1,0	3,0
$T_{1/2}$ in h	3,6	22
Area under the curve (AUC) $0 \to \infty$ (ng h/ml)	34,8	149
AUC-Ratio: 9-OH-Risperidon: Risperidon	–	4,3
Bioverfügbarkeit in %	68*	–*
Verteilungsvolumen (l/kg)	2	–

* Die Bioverfügbarkeit der antipsychotisch wirksamen Gesamtfraktion beträgt 100 % (nach Huang et al. 1993).

von diesen Substanzen besonders gut beeinflusst werden, ist noch offen.

2.5 Pharmakokinetik

Bezüglich der Pharmakokinetik unterscheiden sich die atypischen Neuroleptika vor allem durch ihre Halbwertszeit, siehe Tab. 2.2. Dies schlägt sich auch in unterschiedlichen Dosierungsintervallen nieder.

2.5.1 Metabolismus

Die atypischen Neuroleptika werden vorwiegend über das P450-System verstoffwechselt. Die beteiligten Enzyme, die auch an eventuellen Interaktionen beteiligt sein können, sind in Tab. 2.3 angegeben.

Hervorzuheben ist hier die Metabolisierung von Risperidon (Abb. 2.**8**): Der Hauptmetabolit, 9-Hydroxy-Risperidon (Abb. 2.**9**) ist ähnlich aktiv wie die Muttersubstanz, so dass man davon ausgeht, dass die therapeutische Wirkung von beiden getragen wird.

Die Eliminationshalbwertszeit von Risperidon ist mit etwa 3,6 Stunden wesentlich kürzer als die seines Metaboliten, der über die Niere eliminiert wird, so dass es unter Dauertherapie zu einer Kumulation des Hydroxymetaboliten kommt.

Interessant ist, dass die Bioverfügbarkeit für die Gesamtfraktion praktisch 100 % beträgt – das heißt, ein Teil von Risperidon wird bereits im First-pass-Mechanismus metabolisiert.

Pharmakokinetisch wichtig ist, dass Risperidon ein sehr kleines Verteilungsvolumen aufweist. Der wasserlösliche Hydroxymetabolit hat ein noch kleineres Verteilungsvolumen, so dass sich ein relativ großer Teil im Blut befindet. Dies

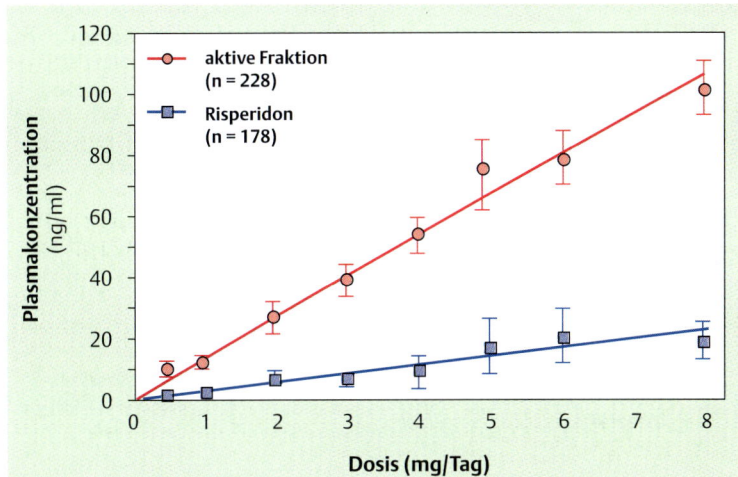

Abb. 2.**8** Plasmaspiegelverlauf von Risperidon und der biologisch aktiven Fraktion bei Patienten mit einer chronischen Schizophrenie, die mit Dosen von 0,5–8 mg täglich behandelt wurden (nach Heykants et al. 1994).

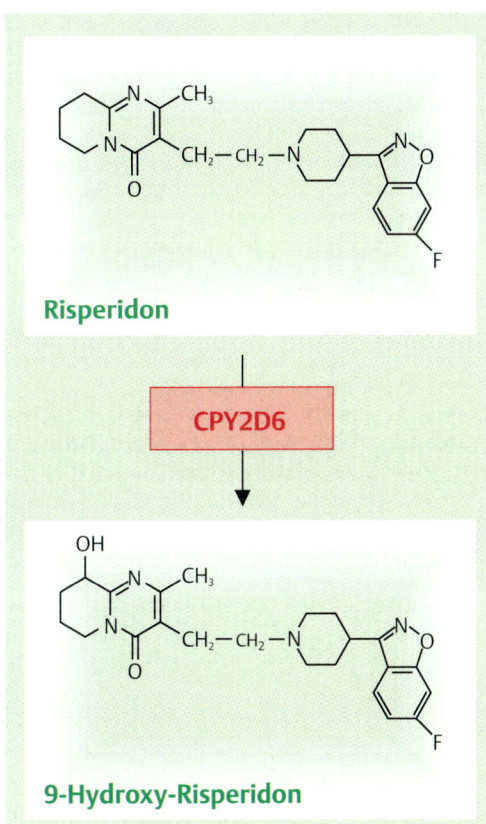

Abb. 2.**9** Metabolisierung von Risperidon.

erklärt vermutlich, dass die Hypophyse – die keine Blut-Hirn-Schranke aufweist – mit einer Prolaktinerhöhung reagieren kann.

Die Tatsache einer aktiven Fraktion (Muttersubstanz und Metabolit) führt außerdem dazu, dass ein sehr enger Konzentrationsbereich eingehalten werden muss, um extrapyramidalmotorische Nebenwirkungen zu vermeiden. Metabolit und Muttersubstanz zusammen zeigen weniger Varianz der Plasmaspiegel als die Muttersubstanz allein. Plasmaspiegeluntersuchungen deuten darauf hin, dass die Plasmaspiegel der Gesamtfraktion bei Risperidon deutlich weniger variieren als bei den anderen atypischen Neuroleptika. Dies bestätigte vor kurzem auch eine Studie von Spina et al. (Spina et al. 2001) (Abb. 2.**10**). Der Plasmaspiegel variierte interindividuell in einem relativ engen Bereich um den Faktor vier bis fünf. Bei anderen Substanzen sind dagegen Varianzen bis zum Zwanzigfachen möglich.

Durch die Besonderheit des kleinen Verteilungsvolumens von Risperidon und des aktiven Metaboliten besteht hier ein enges therapeutisches Fenster, in dem eine gute therapeutische Wirkung bei guter Verträglichkeit erzielt werden kann. Bei höheren Dosen können dagegen vermehrt Nebenwirkungen auftreten.

2.6 Fazit

■ Die atypischen Neuroleptika weisen im Gegensatz zu den konventionellen Neuroleptika ein wesenlich differenzierteres Rezeptorprofil auf. Sie zeichnen sich daher durch deutlich bes-

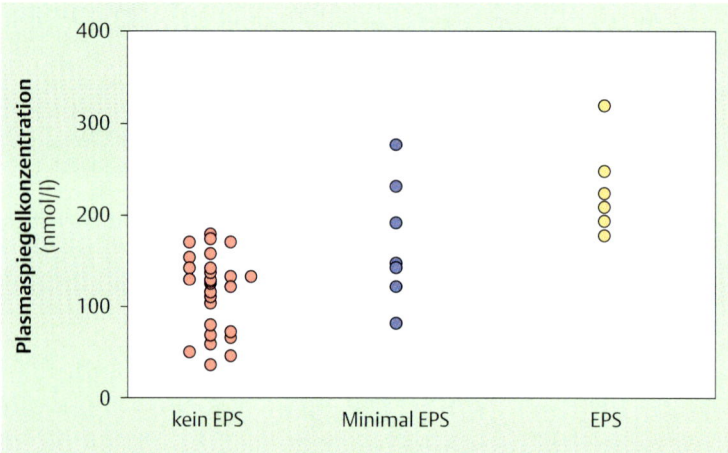

Abb. 2.10 Risperidon: Beziehung zwischen Plasmaspiegel und EPS. Plasmakonzentrationen der aktiven Fraktion bei Patienten ohne EPS (n = 28), mit minimalen EPS (n = 7, Änderung ≤ 2 auf der Simpson-Angus-Skala im Vergleich zum Ausgangswert) oder klinisch signifikanten EPS (n = 7, Änderung > 3 auf der Simpson-Angus-Skala im Vergleich zum Ausgangswert). (nach Spina et al. 2001.)

sere Verträglichkeit hinsichtlich extrapyramidal-motorischer Nebenwirkungen, Akathisien und Katalepsien aus – ein Aspekt der vor allem in der Langzeitbehandlung schizophrener Patienten eine entscheidende Rolle für den Behandlungserfolg spielt. Das unterschiedliche Rezeptorprofil der neuen Antipsychotika führt darüber hinaus zu einer Aufweitung des Wirkungsspektrums (Wirksamkeit auch bei Minussymptomatik und Non-Respondern). Auf der anderen Seite führt das erweiterte Rezeptorprofil auch zu bestimmten unerwünschten Wirkungen wie Sedation, orthostatischen Dysfunktionen und Gewichtszunahme.

Literatur

Hertel P, Lindblom N, Nomikos GG, Svensson TH. Receptor-mediated regulation of serotonin output in the rat dorsal raphe nucleus: effects of risperidone. Psychopharmacology 2001; 153: 307–314

Heykants J, Huang ML, Mannens G, Meuldermans W, Snoeck E, Van Beijsterveldt L, Van Peer A, Woestenborghs R. The pharmacokinetics of risperidone in humans: a summary. J Clin Psychiatry 1994; 55 (Suppl): 13–17

Huang ML, Van Peer A, Woestenborghs R, De Coster R, Heykants J, Jansen AAI, Zylicz Z, Visscher HW, Jonkman JHG. Pharmacokinetics of the novel antipsychotic agent risperidone and the prolactin response in healthy subjects. Clin Pharmacol Ther 1993; 54: 257–268

Müller WE. Partieller D_2-Agonismus und dopaminerge Stabilisierung durch Aripiprazol. Neuartiger Wirkungsmechanismus eines atypischen Neuroleptikums. Psychopharmakotherapie 2002; 9: 120

Müller WE. Pharmakologie und Neurochemie. In: Riederer P, Laux G, Pöldinger W (Hrsg). Neuro-Psychopharmaka. Ein Therapiehandbuch. Heidelberg: Springer-Verlag, 1998

Spina E, Avenoso A, Facciola G, Salemi M, Scordo MG, Ancione M, Madia AG, Perucca E. Relationship between plasma risperidone and 9-hydroxyrisperidone concentrations and clinical response in patients with schizophrenia. Psychopharmacology 2001; 153: 238–243

3 Früherkennungssysteme der schizophrenen Erkrankung

Joachim Klosterkötter, Frauke Schultze-Lutter, Stephan Ruhrmann

3.1 Zielsetzung Früherkennung schizophrener Patienten

■ Da ersten schizophrenen Episoden in der Mehrzahl der Fälle eine initiale Prodromalphase vorangeht (Häfner et al. 2002) und eine Vielzahl von Studien auf eine positive Korrelation der Dauer der unbehandelten Psychose (DUP) mit verschiedenen Indikatoren eines negativen Behandlungsergebnisses bzw. Krankheitsverlaufs hinweisen (Norman u. Malla 2001), sind eine Früherkennung schizophrener Psychosen vor dem Auftreten des ersten psychotischen Symptoms und eine damit einhergehende Frühintervention gut begründete und aussichtsreiche Zielsetzungen.

Mit diesen wird die Erwartung verknüpft, die für ungünstige Krankheitsverläufe verantwortlichen psychologischen, sozialen und biologischen Funktionseinbrüche (Pantelis et al. 2003) zu reduzieren und den Krankheitsverlauf möglicherweise durchgreifend zu verbessern. ■

Vor allem in den 1990er-Jahren fanden sich in unterschiedlichen Arbeiten Zusammenhänge zwischen der Dauer der unbehandelten ersten Psychose und
- einer verzögerten und unvollständigen Remission der Symptomatik (Birchwood u. Macmillan 1993, Johnstone et al. 1986, Loebel et al. 1992, McGorry et al. 1996, Edwards et al. 1998, Chakos et al. 1992)
- einer längeren stationären Behandlungsbedürftigkeit und einem höheren Rückfallrisiko (Helgason 1990)
- einer geringeren Compliance, einer höheren Belastung der Familie und einem erhöhten Expressed Emotion-Niveau (Brown u. Birtwistle 1998, Stirling et al. 1991, 1993)
- einem erhöhten Komorbiditäts- und Suizidrisiko (Addington u. Addington 1998, Addington et al. 1998, Hambrecht u. Häfner 1996, Koreen et al. 1993, Strakowski et al. 1995)
- einer größeren Belastung der Arbeits- und Ausbildungssituation und einem geringeren globalen Funktionsniveau (Bottlender et al. 2002, Johnstone et al. 1990, Larsen et al. 1996, Mayerhoff et al. 1994)
- einem schwächeren supportiven sozialen Netzwerk (Larsen et al. 1998)
- erhöhtem Substanzmissbrauch und delinquentem Verhalten (Humphreys et al. 1992)
- möglichen zerebralen pathophysiologischen Veränderungen (Lieberman et al. 1990, Wyatt 1991) und
- höheren Behandlungs- und Folgekosten (Genduso u. Haley 1997, McGorry u. Edwards, 1997, Williams u. Dickson 1995).

Allerdings ist die Studienlage zu diesen Ergebnissen nicht ganz eindeutig, und insbesondere neuere Studien konnten frühere Ergebnisse nicht oder nur teilweise replizieren (Craig et al. 2000, Haas et al. 1998, Ho et al. 2000, Robinson et al. 1999). Auch Studien, die den Zusammenhang von DUP und neuropsychologischen Defiziten bzw. Gehirnstrukturveränderungen untersuchten, konnten einen solchen nicht nachweisen (Hoff et al. 2000, Norman et al. 2001). Jedoch wurde vor kurzem eine prospektive Studie (Pantelis et al. 2001, 2003) veröffentlicht, in der im Bereich der grauen Substanz Veränderungen bereits in der Zeit vor der ersten psychotischen Episode nachgewiesen wurden. Eine weitere Reduktion der grauen Substanz fand sich zudem nach der psychotischen Erstepisode. Insgesamt scheint damit die bisherige Datenlage für die Notwendigkeit einer möglichst frühzeitigen Intervention zu sprechen (McGlashan u. Johannessen 1996, Norman u. Malla 2001).

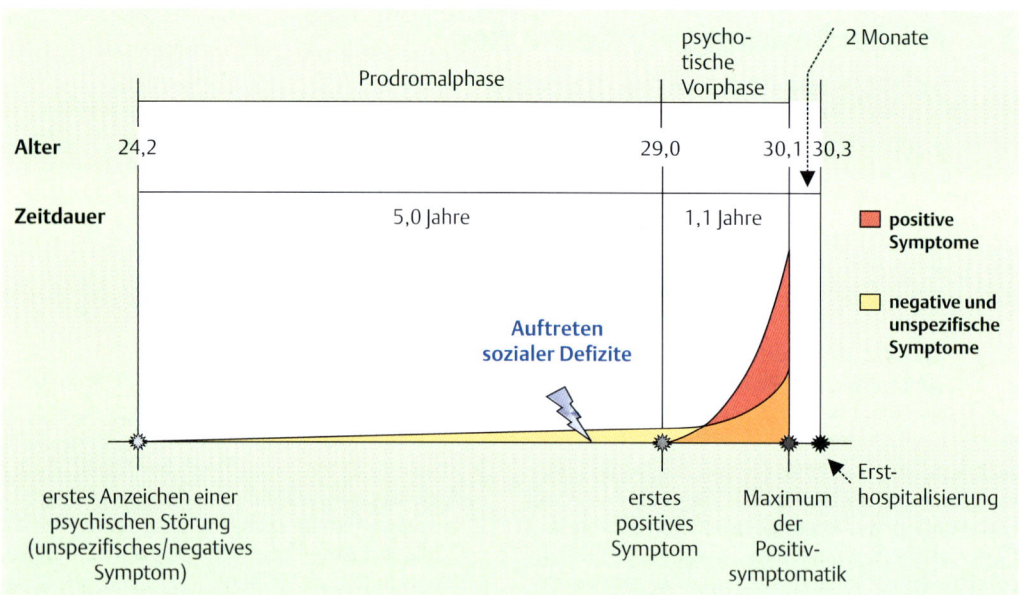

Abb. 3.1 Frühverlauf schizophrener Erstepisoden – Mannheimer ABC-Studie.

Erste Ergebnisse zu möglichen Ursachen einer langen DUP weisen dabei auf eine Beziehung mit mangelnder Krankheitseinsicht, sozialer Isolation und erhaltenen Bewältigungsstrategien hin, die dazu beitragen, etwaige Besorgnis über die psychische Verfassung bei dem Betroffenen und seinen Bezugspersonen zu reduzieren (Drake et al. 2000). Darüber hinaus stand eine längere DUP auch bedingt mit einem schwächeren sozialen Netzwerk, stärkerer Abhängigkeit von der Familie und einem kritischen Familienklima, mit sozialen und beruflichen Funktionseinbußen sowie mit einem schleichenden Beginn und einer längeren Prodromalphase in Zusammenhang (Bottlender et al. 2002, Kalla et al. 2002).

3.2 Frühverlauf schizophrener Erkrankungen – Mannheimer ABC-Studie

Der Verlauf schizophrener Erkrankungen wurde in einer groß angelegten repräsentativen multizentrischen Studie – der Mannheimer **A**ge, **B**eginning, **C**ourse-Studie – untersucht (Häfner et al. 2002). Sie zeigte, dass zwischen dem Beginn der psychotischen Symptomatik, dem Zeitpunkt an dem die Diagnose gestellt werden kann, und der tatsächlichen Diagnosestellung, in der Regel mehr als ein Jahr vergeht, in dem die Patienten unbehandelt bleiben (Abb. 3.1). Die Studie machte außerdem deutlich, dass zusätzlich in etwa drei Viertel der Fälle mit schizophrener Erstmanifestation eine initiale Prodromalphase von durchschnittlich fünf Jahren nachweisbar ist, in der bereits erste unspezifische und negative Symptome auftreten, so dass die durchschnittliche Dauer der unbehandelten Erkrankung bei diesen Patienten bei etwa 6,3 Jahren liegt (Abb. 3.1).

Hierbei fanden sich als häufigste erste Anzeichen der Störung in 14 bis 22% der Fälle Konzentrations- und subjektive Denkstörungen, Antriebsverlust und Verlangsamung, vermindertes Selbstvertrauen und vermehrtes Sich-Sorgen sowie erhöhte Ängstlichkeit, depressive Verstimmtheit und Unruhe im Sinne einer Veränderung gegenüber der prämorbiden Phase (Häfner et al. 2002). In der Frühphase des initialen Prodroms scheinen dabei nach der prospektiven Cologne Early Recognition-Studie (Klosterkötter et al. 2001) vor allem die selbst wahrgenommenen Informationsverarbeitungsstörungen (z.B. Gedankeninterferenzen, Gedankendrängen, Störung der rezeptiven und expressiven Sprache, Eigenbeziehungstendenz, visuelle und akustische Wahrnehmungsveränderungen), wie sie mit der Bonner Skala für die Beurteilung von Basissymptomen – BSABS (Gross et al. 1987) erfasst werden, eine gute Vorhersage zu erlauben.

Erste soziale Defizite – insbesondere hinsichtlich eines Beschäftigungsverhältnisses, fester Partnerschaften und Führen eines eigenen Haushalts – waren in der ABC-Studie bereits etwa ein Jahr vor dem Auftreten des ersten psychotischen Symptoms in der Prodromalphase retrospektiv feststellbar (Häfner et al. 1995, s. Abb. 3.**1**). Offensichtlich kommt es kurz vor der ersten psychotischen Phase zu einem erheblichen Einbruch der sozialen Leistungsfähigkeiten, der in den Anfangsjahren der Erkrankung dramatisch ist und dann im späteren Verlauf oft ein Plateau erreicht (an der Heiden u. Häfner 2000).

■ Aufgrund der vorhandenen, zumeist auch selbst wahrgenommenen Beschwerden und den frühen Einbußen in der sozialen und beruflichen Entwicklung besteht bereits während der oft langjährigen initialen Prodromalphase für die Patienten und ihre Familien eine deutliche Belastung. Diese führt zumindest bei einem Teil der Betroffenen dazu, dass bereits zu diesem Zeitpunkt (semi-)professionelle Hilfe gesucht wird (Addington et al. 2002), verdeutlicht zugleich die Notwendigkeit der zumindest symptomorientierten Behandlung dieser Gruppe (Norman u. Malla 2001) und eröffnet die Chance für eine frühzeitige Erkennung einer beginnenden Psychose anhand spezifischer Symptome. ■

3.3 Früherkennung von beginnenden Psychosen

Welches sind nun spezifische Merkmale mit prädiktiver Aussagekraft? Im alten DSM-III/-R (APA 1980, 1987) war bereits einmal der Versuch unternommen worden, Prodromalsymptome einer Schizophrenie zu definieren. Die Melbourner Arbeitsgruppe um Patrick D. McGorry führte hierzu zahlreiche Untersuchungen zur Reliabilität und Validität dieser neun Symptome durch (Jackson et al. 1994, 1995, 1996, McGorry et al. 1995), aus denen sie den Schluss zog, dass die Streichung der DSM-III-R-Prodromalkriterien bei der Erstellung des DSM-IV (APA 1994) berechtigt gewesen sei, da trotz bestehender Unklarheit über deren Validität die Erfassung zumindest bei Patienten mit schizophrener Erstmanifestation nur relativ unreliabel erfolgen könne. Aufgrund der unzweifelhaft bei den meisten schizophrenen Erster-krankungen vorangehenden, lang andauernden Prodromalphase solle vielmehr statt der bisherigen beobachtbaren Prodromalsymptome nach einer alternativen Konzeptualisierung von Prodromen gesucht werden (Jackson et al. 1996).

Die meisten der verschiedenen, auf diesem Gebiet tätigen Arbeitsgruppen gingen bis vor kurzem noch davon aus, dass psychoseprädiktive Symptome erst im späteren Verlauf des Prodroms auftreten und bereits eine phänomenologische Ähnlichkeit mit psychotischen Symptomen aufweisen. In Übereinstimmung mit den von der Melbourner Gruppe definierten Kriterien (Phillips et al. 2000) werden heute attenuierte (abgeschwächte) psychotische Symptome (APS) und kurzzeitig vorhandene, spontan remittierende psychotische Symptome (brief limitted intermittent psychotic symptoms, BLIPS) sowie Kombinationen aus Risikofaktoren, wie einer familiären Belastung oder einer schizotypen Persönlichkeitsstörung, und einem signifikanten Absinken des globalen Funktionsniveaus für die Definition eines initialen Prodroms herangezogen, wobei deren Operationalisierung aber vielfach variiert (Schultze-Lutter, in press).

3.3.1 Transiente psychotische Symptome (BLIPS)

Unter transiente psychotische Symptome fallen Wahnideen, Halluzinationen oder formale Denkstörungen, die nur vorübergehend und nicht länger als eine Woche vorhanden sind und spontan remittieren. Damit unterscheiden sie sich nicht phänomenologisch, sondern nur hinsichtlich ihrer Dauer von psychotischen Symptomen, die für die Diagnose einer manifesten Psychose herangezogen werden (Phillips et al. 2000).

3.3.2 Attenuierte psychotische Symptome (APS)

Abgeschwächte psychotische Symptome sind angelehnt an die revidierten DSM-IV-Kriterien einer schizotypischen Persönlichkeitsstörung und umfassen Beziehungsideen, eigentümliche Vorstellungen oder magisches Denken, ungewöhnliche Wahrnehmungserlebnisse, eine eigenartige Denk- und Sprechweise sowie paranoide Ideen. Damit ähnelt diese Symptomatik bereits den Symptomen der ersten psychotischen Episode und tritt am Ende der initialen Prodromalphase

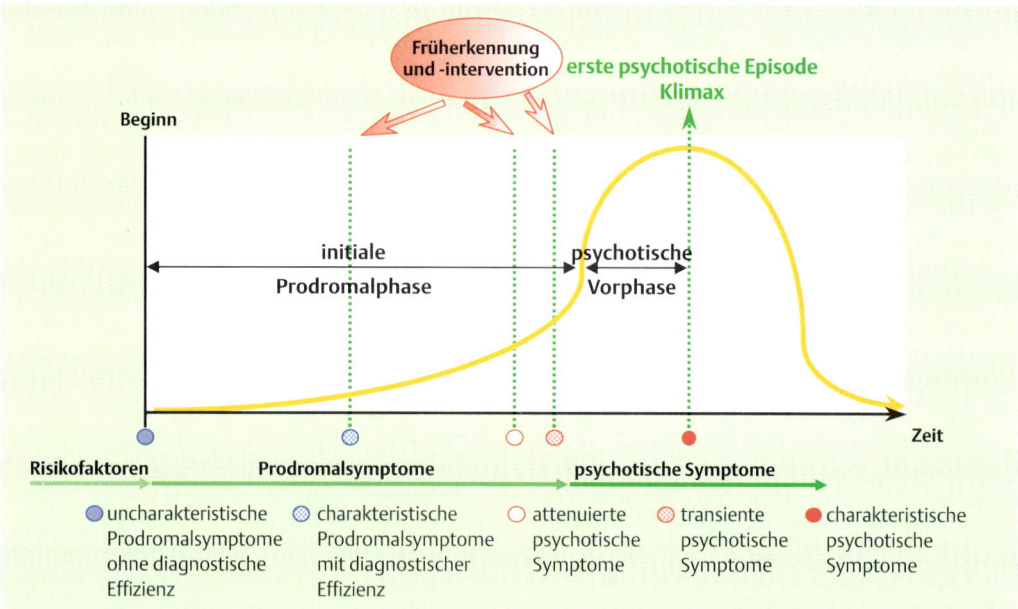

Abb. 3.2 Psychoseentwicklung.

auf (Abb. 3.2). Dies bestätigen auch erste Ergebnisse prospektiver Studien mit einer durchschnittlichen Übergangsrate in eine Psychose von 36,7 % innerhalb eines Jahres nach Studieneinschluss bei Personen, die weitgehend aufgrund von APS eingeschlossen wurden und an keiner speziellen antipsychotischen Intervention – atypische neuroleptische Medikation oder kognitive Psychotherapie – teilnahmen (Schultze-Lutter, in press).

3.3.3 Frühe selbst wahrgenommene, spezifische Symptome

Das Basissymptom-Konzept wurde in den 1960er-Jahren von Gerd Huber (Huber 1966, 1986) entwickelt. Es hat seinen Ursprung in der Beobachtung von Defizienzen, die schon Jahre oder Jahrzehnte vor der ersten akuten Episode sowie im Vorfeld schizophrener Rezidive als auch postpsychotisch und intrapsychotisch bei fluktuierender akut-psychotischer Symptomatik auftreten, von den Betroffenen selbst wahrgenommen und (retrospektiv) berichtet werden (Huber 1997, Huber, Gross u. Schüttler 1979, Huber et al. 1980). Diese milden, meist subklinischen, aber nichtsdestotrotz häufig starken Beschwerdedruck verursachenden Selbstwahrnehmungen von Störungen des Antriebs, des Affekts, der Denk- und Sprachprozesse, der Wahrnehmung, der Propriozeption, der Motorik und zentral-vegetativer Funktionen wurden von Huber unter dem Terminus technicus *Basissymptome* beschrieben und in der prospektiven Cologne Early Recognition, CER-Studie auf ihre Vorhersagefähigkeit für schizophrene Psychosen untersucht (Klosterkötter et al. 2001). Dabei gelang es, 160 von 385 Patienten, die zum Zeitpunkt der Erstuntersuchung noch niemals psychotische Symptome gezeigt hatten und sich weder in ihrer Psychopathologie noch in ihren soziodemographischen Merkmalen von der Gesamtstichprobe unterschieden, im Durchschnitt 9,6 Jahre später auf die zwischenzeitliche Ausbildung einer Schizophrenie hin nach zu untersuchen. 79 Patienten (49,4 %) hatten im Katamneseintervall nach einer durchschnittlichen Prodromalphase von 5,6 (± 5,1) Jahren und durchschnittlich 1,9 (± 2,5) Jahre nach der Erstuntersuchung eine schizophrene Erkrankung entwickelt, nur zwei von ihnen hatten bei der Erstuntersuchung kein Basissymptom berichtet. Insgesamt zeigten zehn Basissymptome aus dem Bereich der Informationsverarbeitungsstörungen eine für diagnostisch relevante Symptome als ausreichend anzusehende Häufigkeit (Andreasen u. Flaum 1991) bei der Erstuntersuchung von mindestens 25 %, Spezifitäten von 0,85 und höher, eine positive prädiktive Stärke von mindestens 0,70 und darüber hinaus falsch-positive Vorhersageraten von unter 7,5 % (Klosterkötter et al. 2001). Diese Basissymptome waren: Gedankeninterferenz, -perseveration, -drängen und -blockierung, Störung der rezeptiven Sprache, Störung der Diskriminierung von Vorstellungen und Wahrnehmungen bzw. Phantasieinhalten und Erinnerungen, Eigenbeziehungstendenz, Derealisation, optische und akustische Wahrnehmungsstörungen. Damit erscheinen auch diese sich phänomenologisch von psychotischen Symptomen gut unterscheidbaren und bereits früh auftretenden Symptome gut für eine Früherkennung schizophrener Psychosen bereits relativ zu Beginn des Prodroms geeignet (s. Abb. 3.**2**).

3.3.4 Risikofaktoren und Funktionseinbußen

Zur Erfassung einer Gruppe von Personen mit einem erhöhten Risiko für die Entwicklung einer manifesten Psychose, aber ohne Ausbildung einer psychoseähnlichen Symptomatik, wurde zudem eine Kombination von Vorliegen eines bekannten Risikofaktors und einer kürzlichen, deutlichen Verschlechterung in der psychischen Verfassung und dem globalen Funktionsniveau vorgeschlagen (Phillips et al. 2000). Dabei scheinen nach bisherigem Kenntnisstand insbesondere schizophrene Erkrankungen in der Familie, eine schizotypische Persönlichkeitsstörung, Geburtskomplikationen sowie neurobiologische Auffälligkeiten auf ein erhöhtes Erkrankungsrisiko hinzuweisen und werden als so genannte Vulnerabilitätsindikatoren angesehen (McGlashan u. Johannessen 1996).

3.4 Frühintervention bei beginnenden Psychosen

Nicht nur in der Früherkennung, sondern auch bei Studien zur Frühbehandlung sind die durch die Melbourner Arbeitsgruppe definierten Kriterien von APS, BLIPS und Kombination von Risikofaktor und Funktionseinbußen international bisher richtungweisend.

Vor kurzem wurden die ersten kontrollierten Interventionsstudien mit diesen Einschlusskriterien zu atypischen Neuroleptika und/oder kognitiv-verhaltenstherapeutischer Intervention an der „Personal Assessment and Crisis Evaluation (PACE) Clinic" in Melbourne (McGorry et al. 2002a/b), der PRIME-Gruppe in Nordamerika (McGlashan et al. 2003, Woods et al. in press) und in Manchester, England, abgeschlossen (Morrison et al. 2002). Darüber hinaus wird in der New Yorker „Recognition and Prevention (RAP) Program and Clinic at Hillside Hospital" vorwiegend Olanzapin in einem offenen klinischen Behandlungsversuch unter weitgehender Berücksichtigung der Melbourner Kriterien erprobt.

In der randomisierten kontrollierten PACE-Studie (McGorry et al. 2002a/b) erhielten die Hochrisikopatienten eine spezifische kognitive Psychotherapie sowie Risperidon in kleinen bis mittleren Dosierungen (durchschnittlich 1,3 mg). Eine Kontrollgruppe erhielt dagegen ausschließlich eine supportive Psychotherapie in Form eines nicht-spezifischen Clinical Managements. Bei Bedarf waren auch je nach Symptomatik Antidepressiva und Benzodiazepine zugelassen. Die Patienten wurden zunächst für sechs Monate behandelt, dann wurde die Behandlung eingestellt und es erfolgte nur eine weitere Betreuung über weitere sechs Monate. Die Ergebnisse sind in Tab. 3.**1** abgebildet. Dabei zeigte sich nach dem 6-monatigen Behandlungszeitraum zunächst ein deutlicher Unterschied zwischen der Experimentalgruppe und der Kontrollgruppe: Während von den 28 Individuen der Kontrollgruppe zehn eine psychotische Erstmanifestation ausbildeten, entwickelten in der spezifisch behandelten Gruppe nur drei von 31 Personen eine Psychose. Dieses viel versprechende Ergebnis wurde allerdings dadurch abgeschwächt, dass im weiteren Beobachtungsverlauf drei weitere Personen aus der Interventionsgruppe eine Psychose entwickelten. Eine detailliertere Analyse zeigte dennoch nach dem 12-Monats-Zeitraum einen klaren signifikanten Gruppenunterschied, wenn nur diejenigen Personen betrachtet werden, die in dem 6-monatigen Behandlungszeitraum hinsichtlich der Medikation kompliant waren. Aus dieser Gruppe von 14 voll komplianten Personen erkrankte nur einer, während bei den weiteren fünf psychotisch gewordenen Personen der Interventionsgruppe keine oder nur eine partielle Medikamenteneinnahme erfolgt war (s. Tab. 3.**1**).

Das Ergebnis der Veröffentlichung wird allerdings dadurch limitiert, dass eine Unterscheidung zwischen dem Effekt der medikamentösen und psychotherapeutischen Behandlung kaum zu treffen ist. Zudem wurde die Kontrollgruppe sehr viel besser und intensiver betreut als es sonst in diesem Bereich üblich ist. Außerdem be-

Tabelle 3.1 Ergebnisse der Melbourner Pilotstudie mit Risperidon

Intervention	nach 6-monatiger Behandlung			nach 6-monatigem Follow-up		
	Anzahl	Übergänge in Psychosen Anzahl (%)	Signifikanz	Anzahl	Übergänge in Psychosen Anzahl (%)	Signifikanz
NSI	28	10 (35,7%)		28	10 (35,7%)	
SI	31	3 (9,7%)	vs. NSI	31	6 (19,4%)	
SI-NP	17	2 (11,8%)		17	5 (29,4%)	
SI-F	14	1 (7,1%)		14	1 (7,1%)	vs. NSI

NSI Nicht-spezifisches Clinical Management, Antidepressiva und Benzodiazepine nach Bedarf
SI   Spezifische kognitive Psychotherapie und Risperidon (mittlere Dosis 1,3 mg), Antidepressiva und Benzodiazepine nach Bedarf
SI-NP Nicht oder partiell kompliant
SI-F Voll kompliant

steht guter Grund für die Annahme, dass eine Behandlung über einen längeren Zeitraum, bis ein bestimmter Risikozeitraum überschritten ist, durchaus sinnvoll sein könnte. Diese Einschränkungen der als erste Pilotstudie zu wertenden Untersuchung sollen jetzt in neueren Studien ausgeglichen werden.

Auch die 8-wöchigen Zwischenergebnisse der multizentrischen PRIME-Studie (Woods et al. in press), einer doppel-blinden, plazebokontrollierten Interventionsstudie mit variablen Dosierungen von Olanzapin zwischen 5 und 15 mg täglich, zeigten bereits eine signifikante symptomatische Verbesserung der mit Olanzapin behandelten Gruppe im Vergleich zur Gruppe mit Plazebo. Allerdings war hier auch eine signifikant höhere Gewichtszunahme in der Medikamentengruppe zu verzeichnen.

Kein signifikanter Gruppenunterschied hinsichtlich der Übergangsraten in eine Psychose nach 12 Monaten fand sich bei einem Vergleich von Hochrisikopatienten, die eine kognitiv-verhaltenstherapeutische Behandlung oder eine Standardbehandlung erhielten (Morrison et al. 2002).

Ein anderer Frühinterventionsansatz wird von Tsuang et al. (1999) basierend auf dem Schizotaxie-Konzept verfolgt und bei erstgradigen Verwandten schizophrener Patienten herangezogen, die bereits Negativsymptome aufweisen. Anhand von vier Fallbeispielen berichteten sie über einen günstigen Effekt von Risperidon (0,25 – 0,5 mg/die) auf Negativsymptome und neuropsychologische Defizite in dieser Gruppe mit erhöhtem Psychoserisiko (Tsuang et al. 1999).

3.5 Projektverbund „Früherkennung und Frühintervention" des Kompetenznetzes Schizophrenie

Im Jahre 2000 startete mit Fördermitteln des Bundesministeriums für Forschung und Technologie in Deutschland das groß angelegte „Kompetenznetz Schizophrenie" (KNS, www.kompetenznetz-schizophrenie.de), das u. a. den Projektverbund „Früherkennung und Frühintervention" und ein übergreifendes Projekt zur umfangreichen Öffentlichkeitsarbeit und Aufklärung, das so genannte Awareness-Projekt, beinhaltet (Abb. 3.3). Ziele des Awareness-Projekts im Rahmen des Projektverbunds I sind die Wissensvermittlung über Prodromalsymptome und weitere Indikatoren für ein erhöhtes Psychoserisiko sowie über mögliche Unterstützung, Behandlung und Hilfsangebote. Die Schulung insbesondere in der Primär- und psychiatrischen Versorgung tätiger Personen in der frühen Erkennung von Prodromalsymptomen und Risikofaktoren und die Schulung in der angemessenen Kommunikation mit Risikopersonen und deren Familien sowie der Vermittlung von individuellen Frühbehandlungsangeboten gehören ebenfalls dazu. Damit soll eine Verbesserung der Zuweisungswege für Risikopersonen, eine Erhöhung der Anzahl der Zuweisungen von Risikopersonen und eine Verkürzung der Dauer der unbehandelten Erkrankung bei den zugewiesenen Risikopersonen bewirkt werden.

Die Hauptziele in den KNS-Projekten zur Früherkennung und -intervention sind neben der Entwicklung eines evaluierten Instrumentes zur Abschätzung des individuellen Psychoserisikos die

3.5 Projektverbund „Früherkennung und Frühintervention" des Kompetenznetzes Schizophrenie

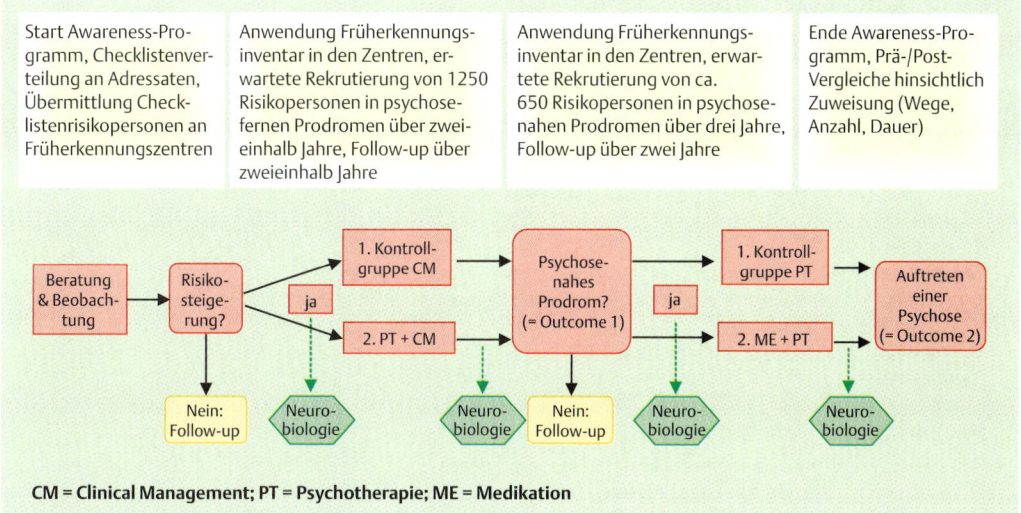

Abb. 3.**3** Projektverbund „Früherkennung und Frühintervention" – Gesamtprogramm.

Entwicklung von Leitlinien zur präventiven Frühintervention bei Personen mit einem erhöhten Psychoserisiko sowie der Nachweis von potenziellen Vulnerabilitätsindikatoren und funktionellen Hirnabweichungen, die den Beginn einer schizophrenen Erkrankung anzeigen könnten. In Zusammenarbeit mit dem Awareness-Projekt werden hierbei Informationsmaterialien und eine als erstes grobes Vorscreening von der Mannheimer Arbeitsgruppe um Heinz Häfner entwickelte Checkliste an Schulen, Beratungsstellen, Hausarztpraxen und psychiatrische und psychotherapeutische Praxen versendet. Mit dieser Maßnahme möchte man Patienten mit Risikofaktoren identifizieren, um diese in den Früherkennungszentren untersuchen, beraten und ggf. einem der beiden phasenspezifischen Therapieangebote zuführen zu können. Die Mannheimer Arbeitsgruppe erarbeitete auch das in der detaillierten Diagnostik zur Anwendung kommende Früherkennungsinstrument, das „Early Recognition Instrument based on the Instrument for the Retrospective Assessment of the Onset of Schizophrenia, ERIraos".

In Erweiterung der internationalen Forschung wird im KNS-Projektverbund zur Früherkennung und -intervention zwischen einem psychosenahen und einem psychosefernen Prodrom unterschieden (s. Abb. 3.**2** und Tab. 3.**2**). Während sich die Definition des psychosenahen Prodroms über APS und BLIPS eng an die international gebräuchlichen Definitionskriterien der Melbourner PACE-Gruppe anlehnt, stützt sich die Definition des psychosefernen Prodroms auf die Ergebnisse der CER-Studie und umfasst zudem die auch in den Melbourner Kriterien enthaltene symptomatisch unspezifische Risikogruppe mit der Kombination von Risikofaktor und Funktionseinbußen (Tab. 3.**2**). Hierbei wurden im KNS die genetische Belastung und Geburts- und Schwangerschaftskomplikationen als Risikofaktoren definiert.

Ergeben sich in der anfänglichen umfassenden diagnostischen Untersuchung keine Hinweise auf ein erhöhtes Psychoserisiko, erfolgt eine ausführliche Beratung. Ergeben sich jedoch bereits Hinweise auf ein psychosefernes Prodrom, so dass nach den bisherigen Studienergebnissen (Klosterkötter et al. 2001) damit zu rechnen ist, dass innerhalb von zwei bis drei Jahren eine psychotische Erstmanifestation auftritt, wird den Ratsuchenden die Teilnahme an einer symptomorientierten psychologischen Interventionsstudie angeboten. Hierbei wird eine 12-monatige multimodale psychologische Intervention bestehend aus Einzeltherapie mit Psychoedukation sowie Symptom- und Stressmanagement, Gruppentherapie mit Training sozialer Kompetenzen und von Problemlösefertigkeiten, kognitivem, computergestützten Training und Beratung der Familien und Bezugspersonen mit einem unspezifischen klinischen Management verglichen.

Sind die Patienten bereits in einem psychosenahen Prodrom – berichten also bereits über APS/

Tabelle 3.2 Einschlusskriterien der Frühinterventionsstudien

Kriterien eines psychosefernen Prodroms

I. Prodromalsymptome:

a. Mindestens eines der folgenden 10 Symptome mit einem ERIraos-Score von ≥ 1:

Gedankeninterferenz
Zwangähnliches Perseverieren bestimmter Bewusstseinsinhalte
Gedankendrängen, Gedankenjagen
Gedankenblockierung
Störung der rezeptiven Sprache
Störung der Diskriminierung von Vorstellungen und Wahrnehmungen, Phantasieinhalten und Erinnerungen
Eigenbeziehungstendenz („Subjektzentrismus")
Derealisation
Optische Wahrnehmungsstörungen
Akustische Wahrnehmungsstörungen

b. Mehrfaches Auftreten über einen Zeitraum von mindestens einer Woche

II. Psychischer Funktionsverlust und Risikofaktoren:

a. Reduktion des GAF-M-Scores (Global Assessment of Functioning gemäß DSM-IV) um mindestens 30 Punkte über mindestens einen Monat
plus

b. Mindestens ein erstgradiger Angehöriger mit Lebenszeitdiagnose einer Schizophrenie oder prä- und perinatale Komplikationen

Kriterien eines psychosenahen Prodroms

I. Attenuierte psychotische Symptome (APS):

a. Vorliegen von mindestens einem der folgenden Symptome mit einem ERIraos-Score von ≥ 1:

Beziehungsideen
Eigentümliche Vorstellungen oder magisches Denken
Ungewöhnliche Wahrnehmungserlebnisse
Eigenartige Denk- und Sprechweise
Paranoide Ideen

b. Mehrfaches Auftreten über einen Zeitraum von mindestens einer Woche

II. Brief Limited Intermittent Psychotic Symptoms (BLIPS):

a. Mindestens eines der folgenden Symptome
Halluzinationen (PANSS P3 ≥ 4)
Wahn (PANSS P1, P5 oder P6 ≥ 4)
Formale Denkstörungen (PANSS P2 ≥ 4)

b. Dauer der BLIPS weniger als 7 Tage und nicht häufiger als 2-mal pro Woche in einem Monat
c. Spontane Remission

ERIraos = Early Recognition Instrument based on the Instrument for the Retrospective Assessment of the Onset of Schizophrenia
PANSS = Positive and Negative Syndrome Scale

BLIPS, wird den Betroffenen angeboten, an einer pharmakologischen Interventionsstudie teilzunehmen.

Hierbei wird die alleinige supportive psychologische Intervention mit ihrer Kombination mit einer Pharmakotherapie mit dem niedrig dosierten atypischen Neuroleptika Amisulprid über zwei Jahre verglichen. Die supportive Intervention beinhaltet dabei stützende Gespräche mit Betroffenen und ggf. Angehörigen, psychoedukative Aspekte sowie psychologische Kriseninterventionen.

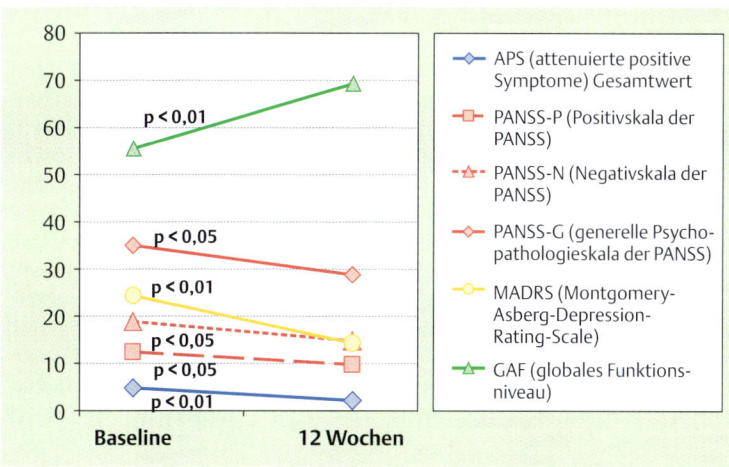

Abb. 3.4 Zwischenergebnisse der pharmakologischen Interventionsstudie.

■ Der Einsatz eines atypischen Neuroleptikums in dieser Hilfe suchenden Patientengruppe mit attenuierten und transienten psychotischen Symptomen scheint durch die vorliegenden Ergebnisse zu einer neuroleptischen Intervention der Melbourner PACE- und der PRIME-Gruppe gerechtfertigt. Darüber hinaus wird auch eine Einsparung von Kosten und von Neuroleptika im Langzeitverlauf erwartet. Hierzu wird mit der Dosierung auf einem sehr niedrigen Niveau unterhalb der klinisch üblichen Dosierung bei manifester schizophrener Psychose begonnen und entsprechend dem Symptomverlauf aufdosiert, wodurch ein flexibles Eingehen auf die Problematik über die Dosierung erfolgt. Dieses Vorgehen soll für den Patienten transparent sein und so zur Förderung seiner Medikamentenkompliianz beitragen. Damit sich diese Strategie langfristig bewähren kann, wird sie über einen langen Zeitraum günstige Effekte auf die Kognition, Depressivität, Negativsymptomatik, Affektschwankungen usw. erzielen müssen. ■

3.6 Zwischenergebnisse der pharmakologischen Interventionsstudie

Mittlerweile liegen erste Ergebnisse der pharmakologischen Interventionsstudie bei psychosenahen Prodromen vor. In die Zwischenanalyse, welche die ersten 12 Wochen umfasste, gingen die ersten 15 Patienten ein, die in die Behandlungsgruppe mit Amisulprid und supportivem Clinical Management eingeschlossen wurden. Hierbei handelte es sich um 11 Männer und 4 Frauen im Alter von durchschnittlich 25,1 ($\pm$ 4,9) Jahren. Ziel dieser Zwischenauswertung war eine Machbarkeitsprüfung des Studiendesigns sowie eine Prüfung der Tolerierung der Behandlung von Seiten der Patienten. Drei Patienten (20%) beendeten die Studienteilnahme während dieser ersten 12 Wochen: Zwei brachen den Kontakt nach acht Behandlungswochen ab, ein weiterer entschloss sich nach dreiwöchiger Behandlung zu einer Fortsetzung der medikamentösen Behandlung im stationären Rahmen in der Nähe seines Elternhauses, das für eine weitere Studienteilnahme zu weit entfernt lag. Damit zeigten sich das Studiendesign und der Behandlungsansatz insgesamt als machbar und tolerierbar.

Wie aus Abb. 3.4 zu ersehen ist, sanken die Gesamtmittelwerte der attenuierten positiven Symptome (APS) sowie der PANSS-Subskalen „Positivskala", „Negativskala" und „Skala der Generellen Psychopathologie" und das Ausmaß an Depressivität, gemessen an der Montgomery-Asberg-Depression-Rating-Scale (MADRS), signifikant im zwölfwöchigen Behandlungszeitraum ab, während das globale Funktionsniveau (GAF) signifikant zunahm. Dabei wurde für die drei ausgeschiedenen Patienten bei der Analyse der Daten die letzte Beobachtung in die zwölfte Woche fortgeschrieben. Die Amisulprid-Dosierung lag im Mittel bei 204 $\pm$ 136 mg und im Median bei 200 mg.

Diese ersten Ergebnisse deuten darauf hin, dass der Einsatz von atypischen Neuroleptika in dieser frühen Phase der Erkrankung viel versprechend zu sein scheint. Obwohl die Datenlage abschließend noch nicht zu beurteilen ist, stimmen die Zwischenauswertungen des Projektverbunds „Früherkennung und Frühintervention" des Kompetenznetzes Schizophrenie und die vorliegenden Ergebnisse internationaler Studien jedoch optimistisch.

3.7 Ethische und rechtliche Fragen

In der Öffentlichkeit und auch von vielen Angehörigen wird eine medikamentöse Behandlung von Personen mit Hinweisen auf das Vorliegen eines erhöhten Psychoserisikos im Vorfeld der Erkrankung oftmals sehr kritisch beurteilt. Es ist daher noch einmal zu betonen, dass es hierbei nicht um den Versuch einer Primärintervention geht, sondern um eine indizierte und selektive Sekundärprävention bei Personen, die von sich aus wegen psychischer Beschwerden Hilfe suchen. Die Ziele des KNS-Projektverbunds I zur Früherkennung und -intervention liegen daher in erster Linie in einer Verbesserung der aktuellen Symptomatik und einer Vermeidung sozialer Behinderungen, darüber hinaus aber auch in der Prävention oder zumindest Verzögerung und Abschwächung erster psychotischer Episoden. Dabei ist die Befähigung zum „informed consent" Voraussetzung für den Einschluss in die Interventionsstudien.

Nach den vorliegenden Studienergebnissen stellen die verwendeten Einschlusskriterien zudem ein hohes Risiko und eine niedrige Rate (< 20%, oft sogar unter 10%) an falsch positiven Einschätzungen sicher. Zudem werden die psychosozialen und medikamentösen Behandlungsangebote phasenspezifisch auf das individuelle Risiko zugeschnitten, so dass ein günstiges „Risks versus benefits"-Verhältnis entsteht.

Außerdem wird heute in fast allen spezialisierten Zentren anstelle des diskriminierenden Schizophreniebegriffs zur Vermeidung von Stigmatisierungen ein breiteres und positiver konnotiertes Psychose-Konzept verwendet. Der Gebrauch des Begriffs „Psychose" erfolgt aber nicht nur zur Vermeidung des stärker stigmatisierten Begriffs der „Schizophrenie", sondern auch einfach aus dem rein sachlichen Grund, dass der Übergang in eine psychotische Erstepisode nicht in jedem Fall mit einer schizophrenen Erkrankung gleichzusetzen sein wird.

3.8 Fazit

■ Die ersten Ergebnisse der Studien zur Frühintervention und Frühdiagnostik sind viel versprechend. Möglicherweise können durch den Einsatz von Früherkennungssystemen Hochrisikopatienten spezifisch erkannt werden. Eine phasenspezifische Behandlung mit einer speziell zugeschnittenen Psychotherapie oder atypischen Neuroleptika kann unter Umständen die Entstehung einer psychotischen Erkrankung vermeiden und damit langfristig immense Kosten einsparen. Allerdings müssen erst die Ergebnisse groß angelegter Studien abgewartet werden, bevor ein endgültiges Fazit gezogen werden kann. ■

Literatur

Addington J, Addington D. Effect of substance misuse in early psychosis. Br J Psychiatry 1998; 172: 134–136

Addington D, Addington J, Patten S. Depression in people with first-episode schizophrenia. Br J Psychiatr 1998; 172: 90–92

Addington J, Van Mastrigt S, Hutchinson J, Addington D. Pathways to care: help seeking behaviour in first episode psychosis. Acta Psychiatr Scand 2002; 106: 358–364

American Psychiatric Association. Diagnostic and Statistical Manual of Mental Disorders. 3rd ed. DSM-III. Washington: APA, 1980

American Psychiatric Association. Diagnostic and Statistical Manual of Mental Disorders. 3rd ed. revised. DSM-III-R. Washington: APA, 1987

American Psychiatric Association. Diagnostic and Statistical Manual of Mental Disorders. 4th ed. DSM-IV. Washington: APA, 1994

Andreasen NC, Flaum M. Schizophrenia: the characteristic symptoms. Schizophr Bull 1991; 17: 27–49

an der Heiden W, Häfner H. The epidemiology of onset and course of schizophrenia. Eur Arch Psychiatry Clin Neurosci 2000; 250: 292–303

Birchwood M, Macmillan F. Early intervention in schizophrenia. Aust N Z J Psychiatry 1993; 27: 374–378

Bottlender R, Sato T, Jäger M, Groll C, Strauß A, Möller HJ. The impact of duration of untreated psychosis and premorbid functioning on outcome of first inpatient treatment in schizophrenic and schizoaffective patients. Eur Arch Psychiatry Clin Neurosci 2002; 252: 226–231

4 Akuttherapie der Schizophrenie

Dieter Naber, Martin Lambert, Thomas Rädler

4.1 Einleitung

In der Akuttherapie der Schizophrenie steht zunächst die Beherrschung der akuten Psychopathologie (z. B. Wahnzustände, Halluzinationen, katatoner Stupor/Erregung und Agitiertheit) im Vordergrund. Selbst- und Fremdgefährdung der Patienten, die bei etwa fünf bis zehn Prozent auftreten, sind dabei vordringlich zu behandeln. Die Therapie in der Akutphase hat sich in den letzten Jahren grundlegend verändert.

Während für die Akuttherapie lange Zeit ausschließlich konventionelle Neuroleptika zur Verfügung standen, sind heute deutlich besser verträgliche atypische Neuroleptika in verschiedenen Applikationsformen einsetzbar. Eine möglichst nebenwirkungsarme Therapie als Basis für eine erfolgreiche Langzeittherapie mit guter Compliance ist mit der Entwicklung der Atypika sehr viel häufiger zu erreichen. Dabei spielt auch der erste Kontakt zwischen Patient und behandelndem Arzt eine entscheidende Rolle. Voraussetzung für eine gute Zusammenarbeit ist bereits in der Akutphase eine gute Verträglichkeit der eingesetzten Medikamente in Kombination mit adäquater Wirksamkeit.

4.2 Therapieziele

4.2.1 Primäre Therapieziele

- Beherrschung der akuten Psychopathologie
- Minderung der Selbstgefährdung
- Minderung der Fremdgefährdung
- Schnelle Remission
- Bei guter Verträglichkeit.

Bei der Behandlung akuter Psychosen wurden in den letzten Jahren wesentliche Fortschritte erzielt. Während es zuvor primär darum ging, so schnell wie möglich die Positivsymptome unter Kontrolle zu bringen und dafür auch erhebliche Nebenwirkungen in Kauf zu nehmen, stehen mittlerweile gut verträgliche Medikamente mit vergleichbarer Wirksamkeit zur Verfügung.

■ Gerade bei Ersterkrankten, aber auch bei Patienten, die zum wiederholten Male in die Klinik kommen, und langfristig behandelt werden müssen, ist Verträglichkeit bei guter Wirksamkeit die wichtigste Voraussetzung für eine gute Compliance und einen langfristigen Therapieerfolg. ■

Neben den genannten primären Therapiezielen wird bereits in der Akutphase der Grundstein für die weitere Behandlung des Patienten gelegt. Die folgenden sekundären Therapieziele sollten daher möglichst früh in den Behandlungsplan miteinbezogen werden:

4.2.2 Sekundäre Therapieziele

- Beginn einer Langzeittherapie
- Compliance
- Soziale Stabilität
- Verbesserung der kognitiven Leistung
- Verbesserung der Negativsymptome (affektive Symptome)
- Verhinderung von Stigmatisierung
- Verbesserung der subjektiven Befindlichkeit
- Verbesserung der Lebensqualität.

Während die primären Therapieziele relativ einfach erfüllt werden können (die Reduktion der akuten produktiven Symptomatik gelingt unter typischen oder atypischen Antipsychotika bei 70–80% innerhalb einiger Wochen), sind die aufgeführten sekundären Therapieziele deutlich schwieriger umzusetzen. Spätestens bei der Entlassung aus der stationären Therapie sollte der behandelnde Arzt jedoch mit der Akuttherapie wesentliche Zeichen gesetzt haben, um diese sekundären Ziele langfristig zu erreichen.

4.3 Therapieempfehlungen – State of the Art

Wahl und Applikationsform des einzusetzenden Antipsychotikums werden abhängig von verschiedenen Faktoren wie u.a. Psychopathologie (Akuität, Grad der Erregung, etc.), Kontraindikationen (Vorerfahrungen des Patienten, welche Nebenwirkungen können toleriert oder welche sollen auf jeden Fall vermieden werden) und Krankheitseinsicht ausgewählt. Abhängig vom Grad der Psychopathologie sollte auch schon in der Akuttherapie versucht werden, den Patienten adäquat zu informieren bzw. ihn so weit wie möglich an den Entscheidungen zur Medikation (z.B. Tablette oder Tropfen, Verteilung über den Tag) teilhaben zu lassen.

Nach den Therapieempfehlungen fast aller nationalen Psychiatriegesellschaften sollten heute auch in der Akuttherapie atypische Neuroleptika bevorzugt werden, um insbesondere EPS und affektive Nebenwirkungen möglichst zu vermeiden und so die Wahrscheinlichkeit für eine langfristige Compliance des Patienten zu erhöhen.

Falls erforderlich, kann bei Bedarf während der Akutphase kurzfristig mit einem Benzodiazepin (z.B. Lorazepam, bis zu maximal 7,5 mg/Tag) kombiniert werden.

Darüber hinaus sollte auch in der Akuttherapie die deutliche Überlegenheit der Atypika bezüglich der Wirkung auf kognitive und Negativsymptome berücksichtigt werden; diese Symptomatik ist für die langfristige Prognose wesentlich bedeutsamer als die Positivsymptomatik.

Neben der medikamentösen Behandlung sollte eine ruhige und beschützende Umgebung für den Patienten vorhanden sein mit ausreichendem Schlaf, regelmäßiger Nahrungs- und Flüssigkeitsaufnahme und strukturiertem Tagesablauf.

4.4 Typische oder atypische Antipsychotika?

Zur Frage, ob atypische Antipsychotika in der Akuttherapie ebenso wirksam sind wie typische, wurden mittlerweile ungefähr 50 doppelblind-kontrollierte Studien durchgeführt; in keiner Untersuchung zeigte sich die Unterlegenheit eines atypischen Neuroleptikums gegenüber einem konventionellen Neuroleptikum. Dieses schließt natürlich nicht aus, dass im Einzelfall und insbesondere bei katatonen Patienten ein atypisches Neuroleptikum keine ausreichende Wirkung erzielt und eine deutliche Reduktion der Symptomatik erst nach Verabreichung eines typischen Neuroleptikums zu beobachten ist.

4.5 Datenlage zur Wirksamkeit

Insbesondere die Datenlage in der Akutphase wird jedoch oft kontrovers und häufig emotional diskutiert. Die bisherigen Studienergebnisse haben jedoch gezeigt:

- Wirksamkeit in der Akutphase: mindestens vergleichbare Wirkung der atypischen Neuroleptika versus konventionelle Neuroleptika
  ❖ Wirksamkeit Positivsymptome
    → vergleichbar, teilweise besser
  ❖ Wirksamkeit Negativsymptome
    → meist besser
  ❖ Response-Rate → in vielen Studien besser unter Atypika
  ❖ Wirksamkeitseintritt
    → vergleichbar, teilweise früher
  ❖ Kombinierbarkeit mit Benzodiazepinen
    → für alle gegeben, cave bei Clozapin!
  ❖ Interaktion mit anderen Psychopharmaka → kaum bei Risperidon, Amisulprid, Ziprasidon und Olanzapin
  ❖ Aufdosierung → nicht bei Amisulprid, Olanzapin, Ziprasidon
  ❖ Intramuskuläre Applikation
    → Ziprasidon, Clozapin.

4.6 Wirksamkeit in der Akutphase

Leucht et al. haben in einer Metaanalyse die vorliegenden Ergebnisse aus kontrollierten Studien zur Wirksamkeit von atypischen Neuroleptika im Vergleich zu Haloperidol untersucht (Leucht et al. 2002, 2003). Die Ergebnisse sind in Abb. 4.1 gezeigt. Demnach kann zwischen atypischen Neuroleptika und Haloperidol kein signifikanter Unterschied in Bezug auf die Wirksamkeit in der Akutphase beobachtet werden.

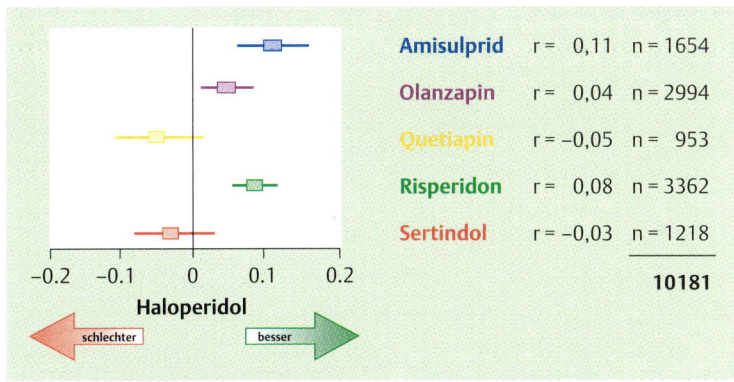

Abb. 4.1 Wirksamkeit Akutsymptomatik – Metaanalyse der BPRS (Brief Psychiatric Rating Scale) Gesamtreduktion (nach Leucht et al. 2002).

4.6.1 Positiv-/Negativsymptomatik

In Bezug auf die Positivsymptome zeigt die Metaanalyse vergleichbare Ergebnisse unter typischen und atypischen Neuroleptika. Hinsichtlich der Negativsymptomatik werden dagegen deutliche Vorteile für die atypischen Neuroleptika beobachtet.

4.6.2 Wirksamkeitseintritt

Der Wirksamkeitseintritt unterscheidet sich nach den vorliegenden Studienergebnissen offensichtlich nicht (Tab. 4.1). Sowohl unter konventionellen als auch unter atypischen Neuroleptika wird der Wirksamkeitseintritt in vergleichbarer Zeit beobachtet. Bereits in der ersten oder der zweiten Woche ist eine deutliche Abnahme der psychotischen Symptomatik zu beobachten.

Dabei muss jedoch zwischen sedierender und antipsychotischer Wirkung unterschieden werden. Eine Sedierung setzt bereits nach ca. 30–60 Minuten ein, die antipsychotische Wirkung jedoch erst nach einigen Tagen, die volle Wirkung manchmal erst nach zehn Tagen. Diese Wirklatenz in der antipsychotischen Wirkung muss berücksichtigt werden, eine wiederholte Steigerung der antipsychotischen Dosis (über die empfohlene Dosierung hinaus) führt selten zu verstärkter Wirksamkeit, aber fast immer zu reduzierter Verträglichkeit.

4.6.3 Kombinierbarkeit mit Benzodiazepinen

Typische und atypische Neuroleptika können bei Bedarf mit Benzodiazepinen kombiniert werden, allerdings sollte Clozapin langsam aufdosiert werden.

4.6.4 Titration

Einige der heute verfügbaren atypischen Neuroleptika müssen in den ersten Tagen bis Wochen aufdosiert werden (Quetiapin, Clozapin und Risperidon). Aufgrund der Kombinierbarkeit mit Benzodiazepinen sind dadurch jedoch auch beim Einsatz in der Akutphase keine Nachteile zu erwarten.

4.7 Verträglichkeit in der Akutphase

- Extrapyramidale Störungen → unter allen atypischen Neuroleptika signifikant geringer als unter konventionellen
- Kardiale Nebenwirkungen → Cave bei Ziprasidon und Clozapin!
- Hyperprolaktinämie → Cave bei typischen Neuroleptika, Amisulprid, Risperidon
- Gewichtszunahme → Cave bei Clozapin, Olanzapin, Quetiapin
- metabolisches Syndrom → Cave bei Olanzapin, Clozapin, Quetiapin
- Sedierung → günstig ist Risperidon oder Amisulprid.

Die atypischen Neuroleptika zeichnen sich durch ein deutlich günstigeres Wirkungs-/Nebenwirkungs-Profil aus als die konventionellen Neuroleptika, insbesondere extrapyramidalmotorische Störungen wie Akathisie treten signifikant seltener auf. Aber auch die neuen atypischen Neuroleptika sind nicht frei von Nebenwirkungen, die sich je nach Präparat unterscheiden.

In der Akutphase sind insbesondere die extrapyramidalmotorischen Nebenwirkungen von hoher Bedeutung, die Akathisie wird von vielen Patienten als die quälendste Nebenwirkung be-

Tabelle 4.1 Wirksamkeit in der Akutphase (Auswahl von Studien mit unterschiedlichen Antipsychotika)

Amisulprid vs. Haloperidol	Turjanski et al. 1998	n = 510	Responserate (BPRS total Verbesserung ≥ 50%)	nach 1. Woche 13% unter Amisulprid vs. 4% unter Haloperidol (p = 0,003) nach 2 Wochen 38% unter Amisulprid vs. 24% unter Haloperidol (p = 0,004)
Ziprasidon vs. Haloperidol	Simpson et al. 2001	n = 294	Abnahme des BPRS total Scores	nach 1. Woche – 4,1 unter Ziprasidon vs. – 3,6 unter Haloperidol (p = ns) nach 2 Wochen – 4,1 unter Ziprasidon vs. – 4,0 unter Haloperidol (p = ns)
Olanzapin vs. Haloperidol	Tollefson et al. 1997	n = 1996	Abnahme des BPRS total Scores	nach 1. Woche –3,3 unter Olanzapin vs. – 3,1 unter Haloperidol (p = ns) nach 2 Wochen – 4,2 unter Olanzapin vs. – 3,9 unter Haloperidol (p = ns) ab der 4. Woche signifikant besser unter Olanzapin
			Abnahme des BPRS Agitations Scores	Olanzapin: – 2,6 Haloperidol: – 1,7 (p < 0,002)
Quetiapin vs. Haloperidol	Arvanitis u. Miller 1997	n = 361	Abnahme im BPRS-Positivsymptomatik Clusterscore	Quetiapin (300 mg/d) – 3,8 Haloperidol (12 mg/d) – 3,6 (p = ns)
Risperidon vs. Haloperidol	Peuskens et al. 1995	n = 1362	Responserate (Abnahme des PANSS-Gesamtscores > 20%)	Risperidon (4 mg/d): 63,4% Haloperidol (10 mg/d) 58,7% (p = ns)

BPRS = Brief Psychiatric Rating Scale

schrieben. Die subjektiv zweitwichtigste Nebenwirkung, sexuelle Funktionsstörungen, sind in der Langzeittherapie von zunehmender Relevanz. Eine sedierende Wirkung der Antipsychotika ist bei vielen Patienten in der Akutphase eher eine erwünschte Wirkung, in der Langzeitwirkung, insbesondere bei weitgehend unauffällig rehabilitierten Patienten, aber zunehmend unerwünscht.

Vergleicht man die in der Literatur angegebenen Nebenwirkungen, zeigt sich folgende Relation (Tab. 4.2) (Stand Januar 2003).

4.8 Behandlungsrealität

Häufig wird argumentiert, die positiven Studienergebnisse der atypischen Neuroleptika ließen sich nicht auf den Alltag übertragen. In diese kontrollierten Studien seien nur zustimmungsfähige bzw. positiv selektierte Patienten eingeschlossen, die nicht repräsentativ für die tägliche klinische Praxis seien. Die Mehrheit der akut kranken Patienten müsse weiterhin mit den konventionellen Antipsychotika behandelt werden.

Um diese Kritik zu überprüfen, wurde in Hamburg eine offene Studie mit 48 akut erkrankten Patienten durchgeführt. Diese wurden zunächst mit Risperidon behandelt, außerdem nach Bedarf mit Benzodiazepinen. Die Patienten mussten akut psychotisch und eine sofortige antipsychotische Therapie musste indiziert sein. Besserten sich die Patienten nicht ausreichend unter dieser

Tabelle 4.2 Nebenwirkungen der Neuroleptika

	Haloperidol	Amisulprid	Clozapin	Olanzapin	Risperidon	Quetiapin	Ziprasidon
EPS	+++	(+)	–	–(+)	+*	–	–(+)
Sedierung	+	+/–	+++	+	(+)	++	+
anticholinerge Wirkungen	(+)	–	+++	+(+)	–	(+)	–
Gewichtszunahme	(+)	(+)	+++	+++	+	+	(+)
Prolaktinanstieg	+++	+++	–	(+)	++	(+)	+
Blutbildveränderungen	(+)	(+)	+++	(+)	(+)	(+)	(+)

– = sehr selten, + = leicht; ++ = mäßig, +++ = deutlich
* dosisabhängiges Auftreten bei Dosierungen von mehr als 6 mg/d

Therapie, wurde auf ein anderes Antipsychotikum umgestellt. Der Behandlungsverlauf wurde über vier Wochen weiter dokumentiert, um die Wirksamkeit der Umstellung zu bewerten. Das Studiendesign ist in Tab. 4.3 gezeigt.

Patienten, die fixiert werden mussten oder von vornherein eine Behandlung verweigerten bzw. selbst- oder fremdgefährdend waren, wurden nicht in die Studie aufgenommen.

Von den 48 Patienten, die in die Studie einbezogen wurden, war bei acht Patienten innerhalb der ersten Tage dann doch eine parenterale Medikation erforderlich, da die Patienten sich weigerten, ihre orale Medikation einzunehmen. Aufgrund nicht ausreichender Wirkung mussten neun weitere Patienten auf ein alternatives Antipsychotikum umgestellt werden (sechs auf Clozapin). Diese Quote von Abbruch wegen unzureichender Wirkung ist nach klinischer Erfahrung bei dieser Patientenpopulation unter typischen Antipsychotika ähnlich hoch. Nebenwirkungen führten bei einem Patienten zum Abbruch der Behandlung (motorisch), zwei Patienten verließen die Klinik auf eigenen Wunsch.

Die durchschnittliche Risperidon-Dosis betrug 5,7 ± 1,5 mg, 45 der 48 Patienten wurden mit Diazepam 10–40 mg oder 1–8 mg Lorazepam zumindest kurzfristig behandelt. Aus den vorläufigen Ergebnissen dieser Studie kann geschlossen werden, dass zumindest Risperidon in der Akuttherapie bei der großen Mehrheit der Patienten durchaus wirksam und indiziert ist.

Auch die Ergebnisse einer großen deutschen Anwendungsbeobachtung an über 1100 mit Risperidon in der Akutphase behandelten Patienten untermauern, dass atypische Antipsychotika

Tabelle 4.3 Studiendesign/Fragestellung einer offenen Studie mit Risperidon

- Prüfung der Wirksamkeit und Verträglichkeit von Risperidon bei 48 akut exazerbierten schizophrenen Patienten, die stationär behandelt werden müssen
- als alternatives Therapiekonzept in der Akuttherapie von Psychosen (RIS-GER-29)
- Dauer: 4 Wochen, Design: offen
- Medikation
  - Risperidon; sedierende Benzodiazepine als Komedikation
- Einschlusskriterien
  - Akut dekompensierte schizophrene Patienten
  - Mindestens zwei PANSS-Positivkriterien > 4
  - CGI-Einstufung > 4
  - Sofortige antipsychotische Behandlung indiziert
- Ausschlusskriterien:
  - Behandlung mit einem anderen Antipsychotikum
  - Fixierung bei Aufnahme erforderlich
  - Intramuskuläre Verabreichung erforderlich
  - Ausgeprägte Selbst- oder Fremdgefährdung
  - Kontraindikationen gegen Risperidon
  - Intoxikation
  - Medizinische Probleme
- Die Patienten wurden an Tag 1, 3, 7, 14, 21 und 28 anhand von PANSS und CGI beurteilt.
- Patientencharakteristika: Durchschnittsalter der ersten 50 Patienten: 37 Jahre, Dosierung: durchschnittlich 5,9 mg Risperidon/Tag

Tabelle 4.4 Möglichkeiten der Differenzialindikation atypischer Antipsychotika in der Akutbehandlung schizophrener Patienten

Akutbehandlung – Wirksamkeit*	
Prädominante Positivsymptomatik	Keine Studie zeigt eindeutige Vorteile für ein bestimmtes AAP
Prädominante Negativsymptomatik	Amisulprid ist das einzige AAP, das mehrfach positive Ergebnisse bei diesen Patienten zeigte. Es sollten nicht-sedierende AAP eingesetzt werden
Agitation, Erregung	Für alle AAP liegen positive Ergebnisse vor. Es sollten sedierende AAP eingesetzt werden
Komorbidität Depression	Für Amisulprid, Risperidon und Olanzapin liegen replizierte positive Ergebnisse vor. Insofern keine agitierte Depression vorliegt, sollten nicht-sedierende AAP eingesetzt werden
Therapieresistenz	Goldstandard ist immer noch Clozapin, für Olanzapin und auch Risperidon liegen positive Ergebnisse vor
Akutbehandlung – Verträglichkeit* (s. Tab. 4.2)	
EPS	Für Risperidon, Amisulprid, Olanzapin und Ziprasidon besteht Dosisabhängigkeit, für Quetiapin und Clozapin nicht. Größte Inzidenz besteht unter Risperidon und Amisulprid, aber erst in hohen Dosen
Gewichtszunahme	Am stärksten unter Clozapin und Olanzapin, auch vorhanden unter Risperidon und Quetiapin, am niedrigsten unter Amisulprid und Ziprasidon
sexuelle Dysfunktionen	Oft verbunden mit Prolaktinerhöhung, möglicherweise unter Amisulprid und Risperidon höher
Sedierung	Clozapin und teilweise Quetiapin zeigen oft starken sedierenden Effekt, alle anderen AAP wirken zum Teil nur initial sedierend oder sedieren nicht
Prolaktinerhöhung	Am höchsten unter Amisulprid und Risperidon, wenig über Norm bei Olanzapin und Ziprasidon und gar nicht bei Clozapin und Quetiapin

AAP = Atypisches Antipsychotikum
* Unterschiede zwischen den AAP ergeben sich auch durch die Zahl der vorliegenden Studien

auch in der Behandlungsrealität zuverlässig wirksam sind. In dieser Anwendungsbeobachtung wurde darüber hinaus eine Subgruppe hoch erregter Patienten differenziert, die ebenfalls erfolgreich mit Risperidon behandelt werden konnte. Bei Einsatz von Risperidon in angemessener Dosierung von durchschnittlich 5,1 mg/d wurde die Behandlung von knapp 10% wegen unzureichender Wirksamkeit und von 4% wegen des Auftretens unerwünschter Ereignisse vorzeitig beendet (Pajonk et al. 2003). Auch zu einigen anderen Atypika liegen mittlerweile zahlreiche Studien zum erfolgreichen Einsatz in der Akuttherapie vor (u. a. Lambert et al. 2003).

4.9 Differenzialindikation

Mittlerweile stehen mit Amisulprid, Clozapin, Olanzapin, Quetiapin, Risperidon, Zotepin und Ziprasidon sieben verschiedene atypische Neuroleptika in Deutschland zur Verfügung.

■ Je nach vorliegenden Symptomen, bisheriger Therapie bzw. Therapieresistenz kann dann differenziert eine Therapieentscheidung getroffen werden. Dabei sollte möglichst der Patient in die Entscheidungen mit einbezogen werden. Häufig haben die Patienten bereits Vorerfahrungen und können sehr differenziert über beobachtete Wirkungen/Nebenwirkungen berichten, die zudem beim individuellen Patienten unterschiedlich sind.

Das „optimale" Atypikum hängt ab von der individuellen Wirksamkeit und Vulnerabilität hinsichtlich der zu erwartenden Nebenwirkungen wie Sedierung, Gewichtszunahme, motorischen Nebenwirkungen, EKG-Veränderungen und sexuellen Nebenwirkungen (Tab. 4.4).

Dabei unterscheiden sich die zur Verfügung stehenden atypischen Antipsychotika erheblich in ihrem Rezeptor-Bindungs-Profil, somit in ihren pharmakologischen Eigenschaften und den daraus resultierenden Nebenwirkungen. Derzeit kann nur bedingt vorher gesagt werden, welches Medikament für den individuellen Patienten geeignet ist. Die subjektive Einstellung des Patienten hinsichtlich der verschiedenen potenziellen Nebenwirkungen sollte ausführlich exploriert werden. Die Medikamenten-Anamnese ist bedingt hilfreich, möglicherweise stehen in einigen Jahrzehnten genetische Variablen zur Verfügung, die eine bessere Vorhersage erlauben.

Treten Nebenwirkungen auf oder spricht der Patient innerhalb einiger Wochen nicht auf die Behandlung an, sollte er möglichst schnell umgestellt werden. Im Gegensatz zu den untereinander sehr ähnlichen typischen Antipsychotika, bei denen ein Wechsel bei nur 5% der Patienten eine Besserung erbracht hat, führt der Wechsel eines atypischen Antipsychotikums auf ein anderes bei sehr viel mehr Patienten zur Verbesserung von Verträglichkeit oder Wirksamkeit.

4.10 Verabreichung

- i.v. kaum sinnvoll
- p.o. Tropfen/Schmelztabletten bei Verdacht auf Non-Compliance
- i.m. Wirkung bei einigen Medikamenten schneller als p.o.
- Depot-Injektion in der Akutphase nur bei relativ geringer Wirkdauer (Zuclopenthixol, 4 bis 7 Tage) und nur niedrig dosiert.

Welches Antipsychotikum eingesetzt wird, entscheidet sich zum Teil auch aufgrund der erforderlichen Applikationsform.

Dabei wird eine intravenöse Verabreichung sehr selten durchgeführt. Tropfen bzw. Schmelztabletten eignen sich wesentlich besser, insbesondere bei noch einsichtsfähigen Patienten. Eine intramuskuläre Injektion führt zwar zu einer rasch einsetzenden Wirkung, stellt jedoch für den Patienten und das Pflegepersonal eine größere Belastung dar. Hält die Wirkung nur wenige Stunden an, muss die Injektion oft mehrmals am Tag wiederholt werden. Häufig werden daher bei diesen Patienten niedrig dosierte Depot-Injektionen mit relativ kurz andauernder Wirksamkeit bevorzugt, so dass über zwei bis drei Tage eine antipsychotische Wirkung sichergestellt werden kann.

Voraussetzungen für eine differenzierte Antipsychotika-Indikation sind die Kenntnis:
- der Vor- und Nachteile der jeweiligen Antipsychotika (insbesondere des jeweiligen Nebenwirkungsspektrums)
- des Patienten und seines Krankheitsverlaufs
- der Symptomatik
- der Medikamenten-Anamnese
- der subjektiven Präferenz (inkl. Abneigung oder Toleranz gegenüber spezifischen Nebenwirkungen).

4.11 Kontrolluntersuchungen

Abhängig vom spezifischen Antipsychotikum, von der Krankheitsgeschichte und vom aktuellen Befund (insbesondere Nebenwirkungen) sollten vor Beginn der antipsychotischen Therapie (oder möglichst bald danach) eine EKG- und eine Laboruntersuchung (Blutbild, Blutzucker, Prolaktin, Transaminasen, …) erfolgen. In der akuten Therapie sollten wöchentliche bis zweiwöchentliche Kontrollen des Labors durchgeführt werden.

4.12 Häufigste Fehler in der antipsychotischen Akuttherapie

1. Geringe Aufklärung, häufig „überfallartige" schnelle Verabreichung
2. Zu hohe Dosis, zu schneller Dosisanstieg (die sedierende Wirkung eines Antipsychotikums tritt innerhalb von 15–30 Minuten ein, die antipsychotische erst nach drei bis zehn Tagen)
3. Nicht-Berücksichtigung von subjektiver Erfahrung bzw. Medikamentenanamnese
4. Zu geringer Einsatz von atypischen Antipsychotika
5. Unreflektierte Kombinationen
6. Uniforme, nicht individuelle Therapie.

Ein Hauptvorwurf, der immer wieder von Patienten genannt wird, ist die oft mehr oder weniger „überfallartige" Behandlung. Bei einer Reihe von Patienten lässt sich eine Einsichtsfähigkeit in die Notwendigkeit einer antipsychotischen Therapie durch eine bessere Aufklärung und persönlichere Ansprache erzielen.

Ein weiterer Fehler ist die zu schnelle Aufdosierung. Häufig wird bereits nach drei bis vier Tagen aufgrund angenommener Nonresponse hochdosiert. Vor allem bei atypischen Antipsychotika besteht aufgrund der guten Verträglichkeit diese Gefahr. Dies ist nicht nur kostenintensiv, sondern erhöht auch das Risiko für auftretende Nebenwirkungen. Sinnvoll ist eine möglichst niedrige Dosierung, die bei Bedarf mit Benzodiazepinen kombiniert werden kann.

- Fehler vermeiden (Indikation, niedrige Dosis, reflektiert kombinieren)
- Als Erfolgskriterium nicht nur die schizophrene Produktivsymptomatik berücksichtigen
- Frühzeitig und vermehrt atypische Antipsychotika einsetzen
- Antipsychotika nicht isoliert einsetzen, sondern in Kombination mit u. a. psychoedukativer Therapie, Angehörigenarbeit, Familienarbeit, Training sozialer Kompetenz.

4.13 Fazit

■ Datenlage und Erfahrungen sprechen eindeutig für den Einsatz atypischer Antipsychotika bereits in der Akutphase.

Literatur

Allison DB, Mentore JL, Moonseong H, Heo M, Chandler LP, Cappelleri JD et al. Antipsychotic-induced weight gain: a comprehensive research synthesis. Am J Psychiatry 1999; 156: 1686–1696

Arvanitis LA, Miller BG and the Seroquel trial 13 study group. Multiple fixed doses of "seroquel" quetiapine in patients with acute exacerbation of schizophrenia: a comparison with haloperidol and placebo. Biol Psychiatry 1997; 42: 233–246

Carman J, Peuskens J, Vangeneugden A. Risperidone in the treatment of negative symptoms of schizophrenia: a meta-analysis. Int Clin Psychopharmacol 1995; 10: 207–213

Currier GW, Simpson GM. Risperidon Liquid Concentrate and oral Lorazepam versus intramuscular Haloperidol and intramuscular Lorazepam for treatment of psychotic agitation. J Clin Psychiatry 2001; 62: 153–157

Glick ID, Lemmens P, Vester-Blokland E. Treatment of the symptoms of schizophrenia: a combined analysis of double-blind studies comparing risperidone with haloperidol and other antipsychotic agents. Int Clin Psychopharmacol 2001; 16: 265–274

Goodwin FK, Jamison KR. Manic-Depressive Illness. New York: Oxford University Press, 1990

Lambert M, Holzbach R, Moritz S, Postel N, Krausz M, Naber D. Objective and subjective efficacy as well as tolerability of olanzapine in the acute treatment of 120 patients with schizophrenia spectrum disorders. Int Clin Psychopharmacol 2003; 18: 251–260

Leucht S, Wahlbeck K, Hamann J, Kissling W. New generation antipsychotics versus low-potency conventional antipsychotics: a systematic review and meta-analysis. Lancet 2003; 361: 1581–1589

Leucht S, Pitschel-Walz G, Engel RR, Kissling W. Amisulpride, an unusual "atypical" antipsychotic: a meta-analysis of randomized controlled trials. Am J Psychiatry 2002; 159: 180–190

Marder SR, Meibach RC. Risperidone in the treatment of schizophrenia. Am J Psychiatry 1994; 151: 825–835

Marder SR, Davis JM, Chouinard G. The effects of risperidone on the five dimensions of schizophrenia derived by factor analysis: combined results of the North American trials. J Clin Psychiatry 1997; 58: 538–546

Möller HJ. Neue bzw. atypische Neuroleptika bei schizophrener Negativsymptomatik. Ergebnisse und methodische Probleme der Evaluation. Nervenarzt 2000; 71: 345–353

Naber D, Lambert M, Krausz M, Haasen C. Atypische Neuroleptika in der Behandlung schizophrener Patienten. 2. Aufl. Bremen: Uni-Med, 2000

Pajonk FG, Schreiner A, Peters S, Rettig K, Degner D, Rüther E. Initialtherapie mit Risperidon in der Akutbehandlung schizophrener Patienten – eine Interimsanalyse. Fortschr Neurol Psychiatrie 2003; 71: 249–254

Peuskens J, Van Baelen B, De Smedt C, Lemmens P. Effects of risperidone on affective symptoms in patients with schizophrenia. Int Clin Psychopharmacol 2000; 15: 343–349

Peuskens J, on behalf of the Risperidone Study Group. Risperidone in the treatment of patients with chronic schizophrenia: a multinational, multi-centre, double-blind, parallel-group study versus Haloperidol. Br J Psychiatry 1995; 166: 712–726

Raedler TJ, Schreiner A, Naber D, Wiedemann K. Risperidone in the treatment of acute schizophrenia (in press)

Rüther E, Klauder A. Drug Utilisation Study in Germany. Hamburg: WCP, August 1999

Sharma T, Mockler D. The cognitive efficacy of atypical antipsychotics in schizophrenia. J Clin Psychopharmacol 1998; 18: 12 S – 19 S

Tollefson GD, Beasley CM Jr, Tran PV, Street JS, Krueger JA, Tamura RN, Graffeo KA, Thieme ME. Olanzapine versus haloperidol in the treatment of schizophrenia and schizoaffective and schizophreniform disorders: results of an international collaborative trial. Am J Psychiatry 1997; 154: 457–465

Turjanski S, Rein W, Théron M. Onset of action in acute schizophrenia, amisulpride versus haloperidol. Eur Neuropsychopharmacology 1998; 8: 220

5 Langzeittherapie der Schizophrenie

Wolfgang Gaebel

5.1 Einleitung

Der Verlauf schizophrener Störungen ist überwiegend episodisch mit unterschiedlicher Remissionsqualität (Abb. 5.1). Etwa 10% der unbehandelten schizophrenen Patienten erleiden pro Monat einen Rückfall. Unter Behandlung ist dies dagegen nur etwa bei 3% der Fall. Darauf wies eine Studie von Davis über mindestens fünf Monate hin (Davis 1985), die in weiteren längerfristigen Studien bis zu fünf Jahren bestätigt wurde (Abb. 5.2). Die meisten Daten zu Langzeituntersuchungen stammen dabei aus Absetzstudien – prospektiv können Studien in der Regel nicht über mehr als zwei Jahre durchgeführt werden.

In den Studien konnte beobachtet werden, dass die Patienten in der Regel unter einer kontinuierlichen Langzeittherapie seltener einen Rückfall erleiden als unter einer intermittierenden Therapie (Kane 1996) (Abb. 5.3 und 5.4). Eine Reanalyse (Gaebel et al. 2002) wies jedoch darauf hin, dass ersterkrankte Patienten möglicherweise von einer intermittierenden Therapie stärker profitieren als Mehrfacherkrankte. Aus diesem Grund untersucht zurzeit das Kompetenznetz Schizophrenie, ob Ersterkrankte möglicherweise ein Teil einer Gruppe sein könnten,

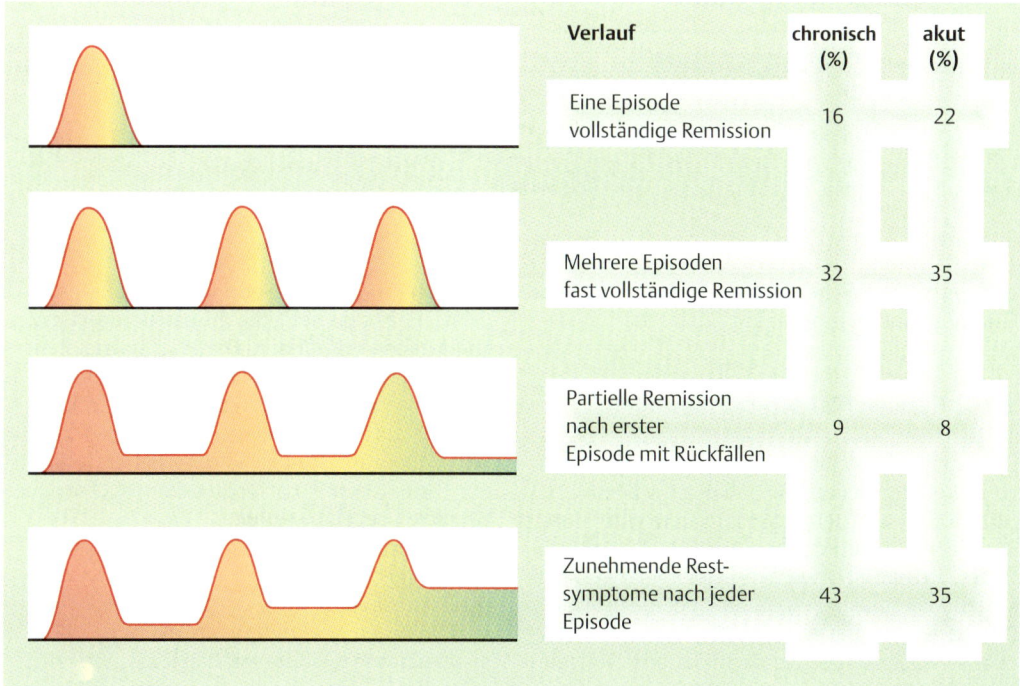

Abb. 5.1 Krankheitsverlauf und Outcome (nach Watt et al. 1983).

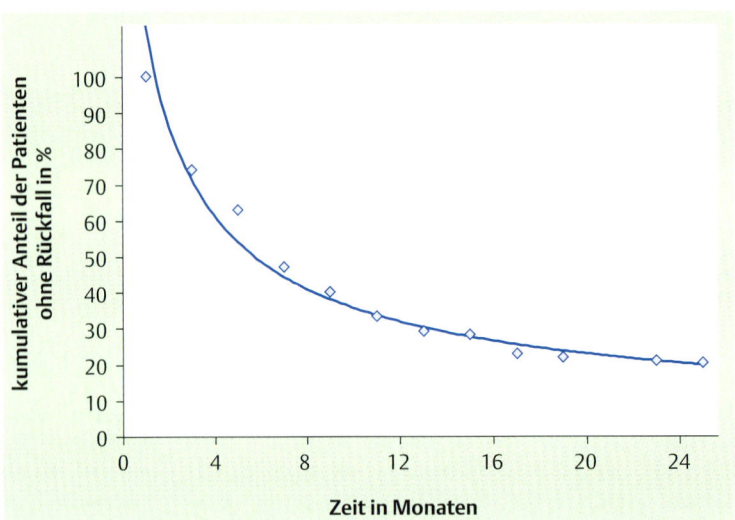

Abb. 5.2 Vergleich der Rückfallraten bei behandelten Patienten mit Plazebogruppe (nach Davis 1985).

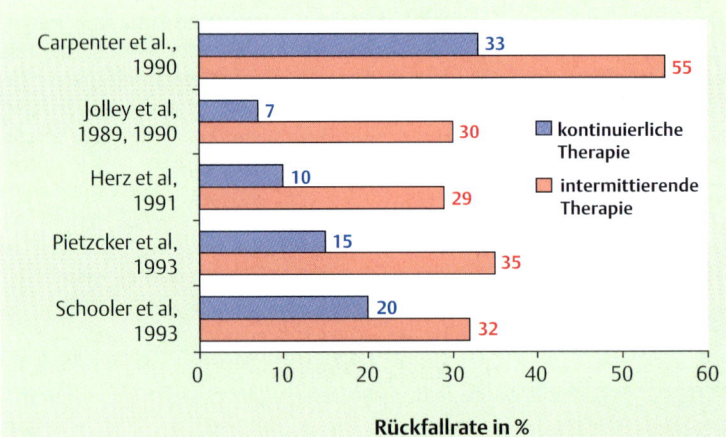

Abb. 5.3 Langzeittherapie versus intermittierende Therapie (nach Kane 1996).

die von einer solchen Intervallbehandlung mit Frühintervention profitieren.

5.2 Rezidive/Rehospitalisierungen

Der Krankheitsverlauf schizophrener Erkrankungen wird durch jeden Rückfall negativ beeinflusst (Abb. 5.5). Das Therapieansprechen wird durch Rückfälle empfindlich beeinträchtigt. Ein schlechterer Outcome ist sowohl mit einer verzögert einsetzenden initialen Behandlung bei Ausbruch der Psychose, als auch mit der Häufigkeit von psychotischen Rezidiven bei partieller oder vollständiger Non-Compliance assoziiert.

Länger andauernde oder wiederholte psychotische Episoden sind mit hirnstrukturellen Veränderungen verbunden. Die Zeit bis zur Remission nimmt mit der Anzahl der Rückfälle zu. Es ist davon auszugehen, dass sich Rückfälle ungünstig auf die Prozessdynamik auswirken. In MRI-Follow-up-Studien konnte bei ersterkrankten Patienten mit nachfolgenden psychotischen Rezidiven gezeigt werden:
- ↓ Gehirnvolumen (ca. 1–2% nach jedem Rezidiv)
- ↑ Ventrikelgröße
- ↓ Volumen des Frontallappens
- ↓ Volumen des Temporallappens.

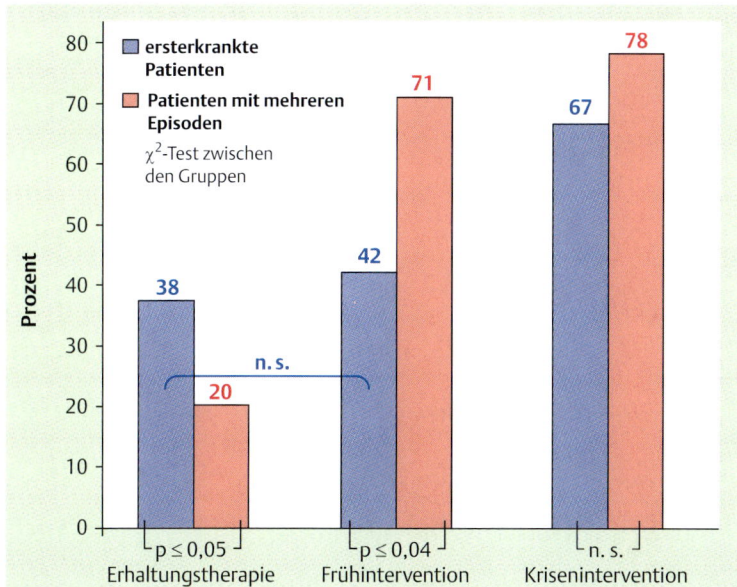

Abb. 5.4 2-Jahres-Rückfallraten nach erster und weiteren Episoden unter verschiedenen Langzeitbehandlungsstrategien (nach Gaebel et al. 2002).

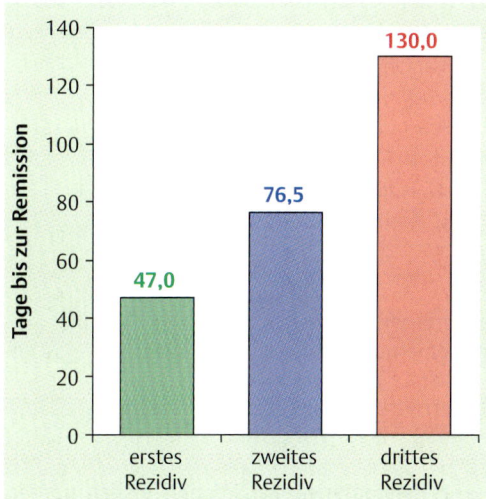

Abb. 5.5 Auswirkungen multipler Rezidive auf die Remissionszeit (nach Lieberman et al. 1996).

Rückfälle und insbesondere Rehospitalisierungen wirken sich außerdem ungünstig auf die Kostenentwicklung der Erkrankung aus. Nach einer Untersuchung von Davies und Drummond (Davies u. Drummond 1994) verursachen Hospitalisierungen den größten Anteil der direkten Kosten der Schizophrenie. Dabei liegen die indirekten Kosten, welche unter anderem durch Invalidisierung, Verlust der Arbeitsfähigkeit oder frühen Tod entstehen, ca. fünfmal so hoch, wie die direkten Kosten (Abb. 5.6). Da Hospitalisierungen für rund drei Viertel aller direkten Kosten der Schizophrenie verantwortlich sind, kann wirksame Rückfallprophylaxe Kosten vermeiden.

5.2.1 Therapieziele

Ein Hauptziel der Behandlung schizophrener Patienten ist neben der Symptomkontrolle die soziale (Re-)Integration der Patienten. Die Lebensqualität der Patienten und ihrer Angehörigen soll langanhaltend verbessert und die Suizidrate der Betroffenen gesenkt werden. Dabei muss ein auf den Patienten individuell abgestimmtes Behandlungs- und Versorgungskonzept entwickelt werden. Einen Hauptpfeiler stellt dabei die Pharmakotherapie dar. Seit der Entwicklung moderner atypischer Neuroleptika ist es möglich geworden, nicht nur die Positivsymptome der Erkrankung zu kontrollieren, auch Negativsymptome, kognitive Dysfunktionen und affektive Symptome können günstig beeinflusst werden. Eine Stigmatisierung der Patienten durch die bei den konventionellen Neuroleptika häufig auftretenden extrapyramidalmotorischen Nebenwirkungen, z.B. irreversible Dyskinesien, können mit den atypischen Neuroleptika weitgehend vermieden werden.

5 Langzeittherapie der Schizophrenie

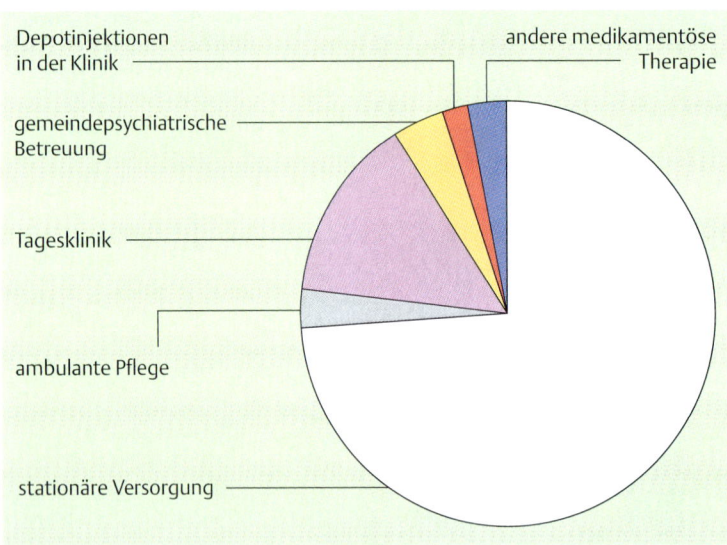

Abb. 5.6 Direkte Kosten der Schizophrenie (nach Davies u. Drummond 1994).

Tabelle 5.1 Compliance-beeinflussende Faktoren

günstig	ungünstig
Akzeptanz der Erkrankung	Nebenwirkungen
Wahrnehmung von Krankheitsschwere/-anfälligkeit	mangelnde Symptomkontrolle
Ausmaß an Unterstützung	komplexes Therapieregime
Stabilität der Familie	Substanzmissbrauch
positive therapeutische Übertragung	beeinträchtigtes Urteilsvermögen
Applikationsform/Verordnungsweise	schlechte Arzt/Patienten-Beziehung
	schlechte Kommunikation

Heute stehen folgende Behandlungsziele im Vordergrund:
- Wirksame und gut verträgliche Behandlung
- Wirksamkeit gegenüber dem gesamten Symptomspektrum
- Wiederherstellung kognitiver Fähigkeiten bzw. Schutz vor deren Verfall
- Wirksame Prophylaxe und Verhinderung von Rezidiven
- Wirksamkeit bei teilweise oder gänzlich aufgehobener Behandlungsresponse
- Verbesserte Lebensqualität
- Aufbau und Erhalt einer tragfähigen therapeutischen Beziehung
- Frühzeitiger, rascher Zugang zur Therapie
- Minimierung von Einschüchterung und Stigmatisierung
- Frühzeitige, fortlaufende Information von Patienten und Angehörigen bzgl. Krankheit, Behandlung, Medikation etc.
- Ermutigung zur Einhaltung der Therapie
- Gemeindeintegration und Erhaltung des sozialen Funktionsniveaus
- Vermittlung oder Wiederherstellung von Hoffnung.

Diese Behandlungsziele können jedoch nur erreicht werden, wenn der Patient mitarbeitet. Allerdings sind nur etwa 50% der Patienten im ambulanten Bereich compliant (Oehl et al. 2000).

5.3 Behandlungsproblem Non-Compliance

Viele schizophrene Patienten brechen ihre Therapie frühzeitig ab. Dies ist einerseits auf die fehlende Krankheitseinsicht zurückzuführen, aber auch auf fehlende Motivation und mangelnde Psychoedukation. Außerdem können kognitive

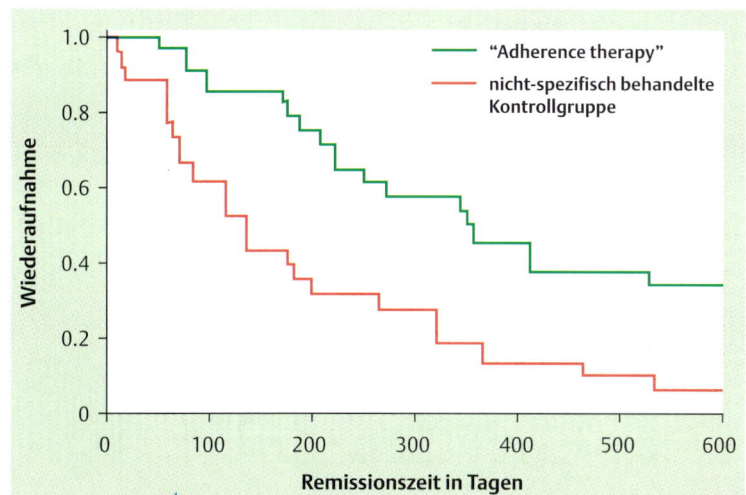

Abb. 5.7 Effekt einer spezifischen versus nicht-spezifischen Therapie auf die Compliance (nach Kemp et al. 1998).

Defizite an der schlechten Compliance beteiligt sein, z. B. durch Vergessen der Medikamenteneinnahme. Eine wichtige Rolle können jedoch auch Nebenwirkungen der eingenommenen Medikamente spielen (Tab. 5.1).

Mittlerweile stehen ausgearbeitete Therapieverfahren für die Verbesserung der Compliance zur Verfügung: Compliance kann durch ausreichende Aufklärung und andere psychotherapeutische Maßnahmen von Patient und Angehörigen entscheidend verbessert werden. Wie eine Untersuchung von Kemp et al. belegen konnte, erleiden Patienten, die spezifisch psychotherapeutisch behandelt werden, im Vergleich zu Patienten, die keine spezifische Therapie erhalten, erheblich später einen Rückfall (Kemp et al. 1998) (Abb. 5.7). Rückfallrate, Rehospitalisierungsrate und damit nicht zuletzt auch die Erkrankungskosten können entscheidend verbessert werden.

5.4 Behandlungsstrategien für die Langzeitbehandlung – State of the Art

Heute wird nach einer Ersterkrankung empfohlen, zunächst ein bis zwei Jahre eine Erhaltungstherapie durchzuführen. Tritt kein weiterer Rückfall auf und ist der Patient stabil, kann ein Absetzversuch durchgeführt werden. Bei Patienten, die einen Rückfall erleiden oder mehrfach erkrankt sind, ist eine vier- bis fünfjährige Erhaltungstherapie angebracht, unter Umständen auch zeitlich unbegrenzt. Zur Therapie in diesem Stadium zählen auch nicht-medikamentöse Behandlungsmaßnahmen: psychologische, sozialtherapeutische und vor allem psychoedukative Therapiemethoden. Wenn die Lebensumstände des Patienten zu Beeinträchtigungen führen, sind entsprechende psychosoziale Unterstützungsmaßnahmen erforderlich.

Zur medikamentösen Behandlung stehen dabei sowohl typische als auch atypische Medikamente in verschiedenen Applikationsformen (oral oder z. T. als injizierbare Depotpräparate) zur Verfügung. Dabei sind Nebenwirkungen der einzelnen Medikamente in dieser Behandlungsphase besondere Aufmerksamkeit zu widmen, insbesondere sollte das Auftreten irreversibler Dyskinesien vermieden werden (Abb. 5.8).

5.5 Konventionelle orale versus Depotneuroleptika

Neben der oralen Zubereitung stehen viele konventionelle Neuroleptika in einer länger wirksamen Depotformulierung (i. m.) zur Verfügung, was seit kurzem auch auf ein atypisches Neuroleptikum zutrifft (Risperidon). Die Wirksamkeit dieser Depotpräparate wurde in einer Vielzahl von Studien untersucht und mit den Ergebnissen unter oralen konventionellen Neuroleptika verglichen. Einschränkend muss jedoch darauf hingewiesen werden, dass ein Teil der Studien methodische Mängel aufweist, was insbesondere auf ältere Untersuchungen zutrifft.

Nach einer Studie von Davis et al. führen Depotneuroleptika zu einer kürzeren Hospitalisierungszeit (Abb. 5.9) (Davies et al. 1994). In dieser

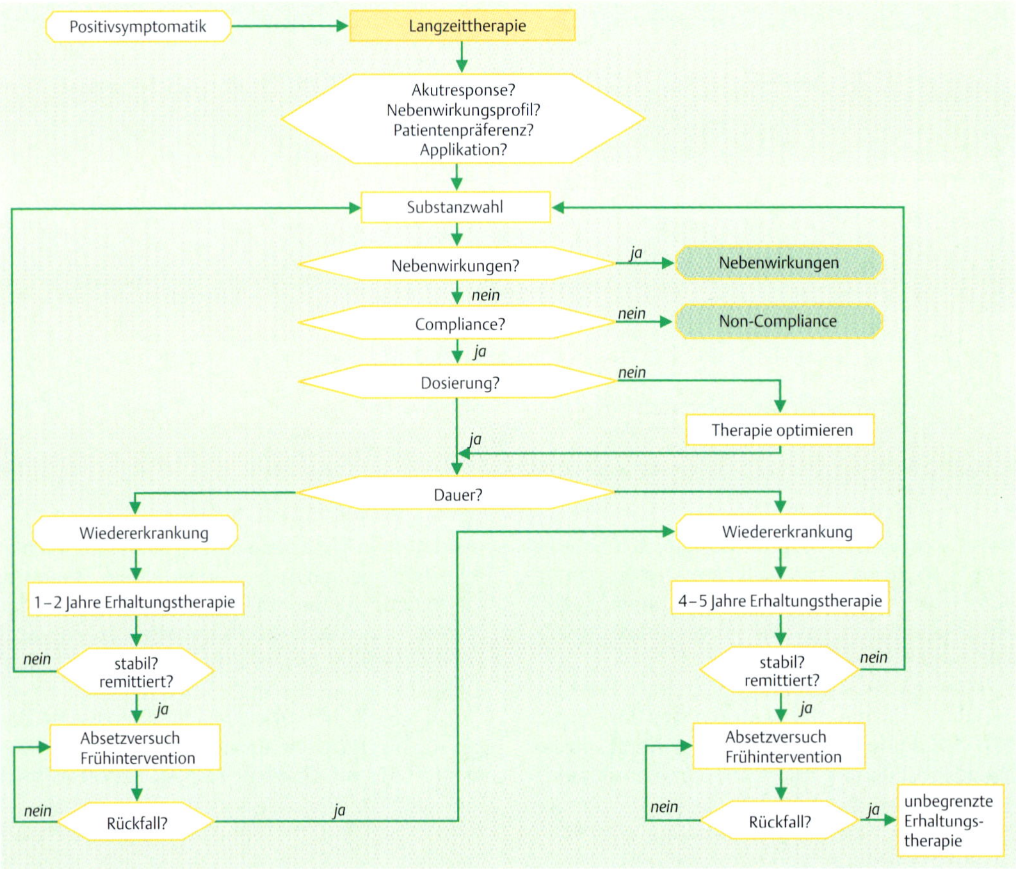

5 Langzeittherapie der Schizophrenie

Abb. 5.8 Algorithmen zur pharmakologischen Langzeittherapie (nach Gaebel u. Müller-Spahn 2002).

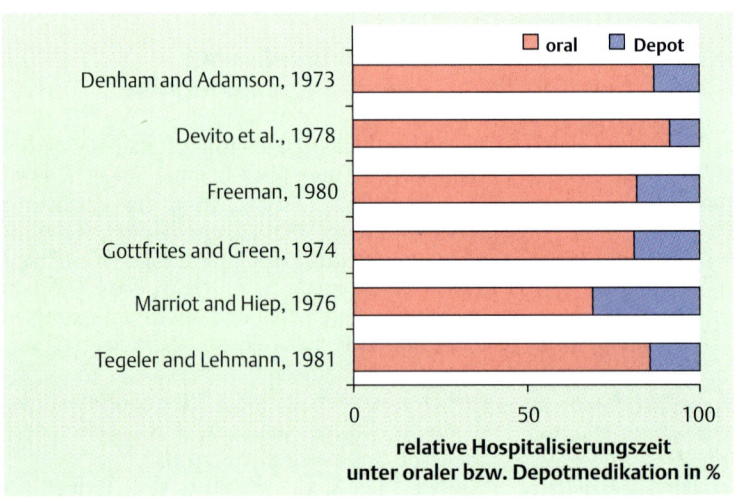

Abb. 5.**9** Langwirksame konventionelle Neuroleptika reduzieren Hospitalisierungsdauer (nach Davis et al. 1994).

5.5 Konventionelle orale versus Depotneuroleptika

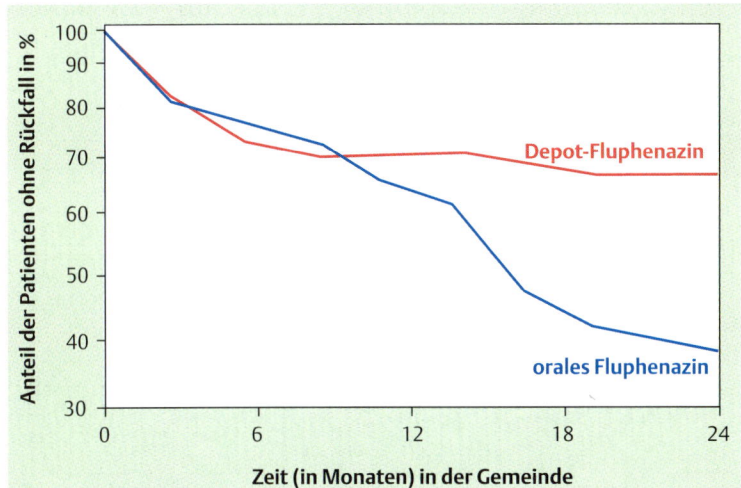

Abb. 5.**10** Vorteile der langwirksamen konventionellen Neuroleptika in der Langzeitbehandlung (nach Hogarty et al. 1979).

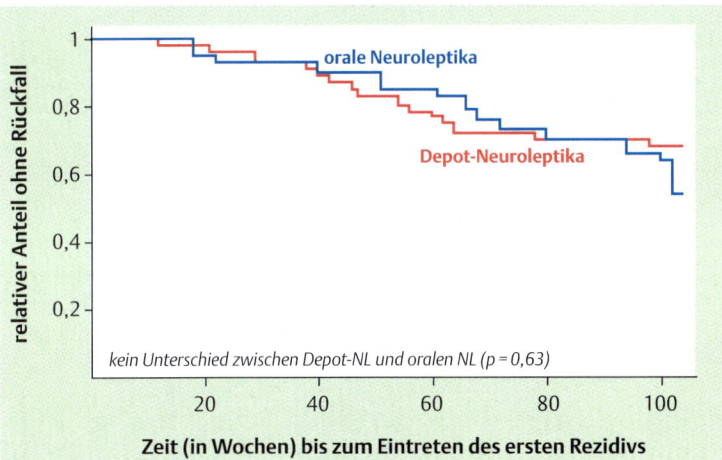

Abb. 5.**11** Rückfallverlauf unter oralen und Depotneuroleptika (ANI-Studie) (nach Gaebel u. Jänner 1998).

Metaanalyse wurde eine Reihe von offenen Studien mit konventionellen Depotneuroleptika untersucht. Sie konnte zeigen, dass die Rückfallrate und die Rehospitalisierungsrate unter Depotmedikation geringer sind als unter oraler Medikation. In diesen Studien führte die Umstellung von oraler Medikation auf Depotneuroleptika zu einer Reduzierung der Rückfallrate.

Bisher liegt allerdings nur eine Studie vor, die den Rückfallverlauf über zwei Jahre hinweg verfolgt hat. Die randomisierte doppelblind-kontrollierte Studie von Hogarty et al. (Hogarty et al. 1979) zeigte im ersten Behandlungsjahr unter Fluphenazin keinen signifikanten Unterschied zwischen der Depotformulierung und oraler Medikation (Abb. 5.**10**). Möglicherweise ist dies darauf zurückzuführen, dass die Patienten unter oraler Medikation bereits eine hohe Compliance aufwiesen.

Nach zwei Jahren war ein deutlicher Unterschied in der Rückfallrate der beiden Behandlungsalternativen zu beobachten, welcher allerdings keine statische Signifikanz erreichte (siehe auch Abb. 5.**11**). Bei einem bestimmten Teil der Klientel, die Schwierigkeiten mit der Compliance aufweist, kann eine Depotapplikation aber sicher eine hilfreiche Maßnahme sein.

■ Fazit: Die vorliegenden Daten sprechen für die Wirksamkeit der Depotmedikation. Dies bestätigen auch die vorliegenden Metaanalysen kontrollierter randomisierter Studien, z.B. die Cochrane-Analysen von Adams et al. (Adams et al 2001) (Abb. 5.**12**). ■

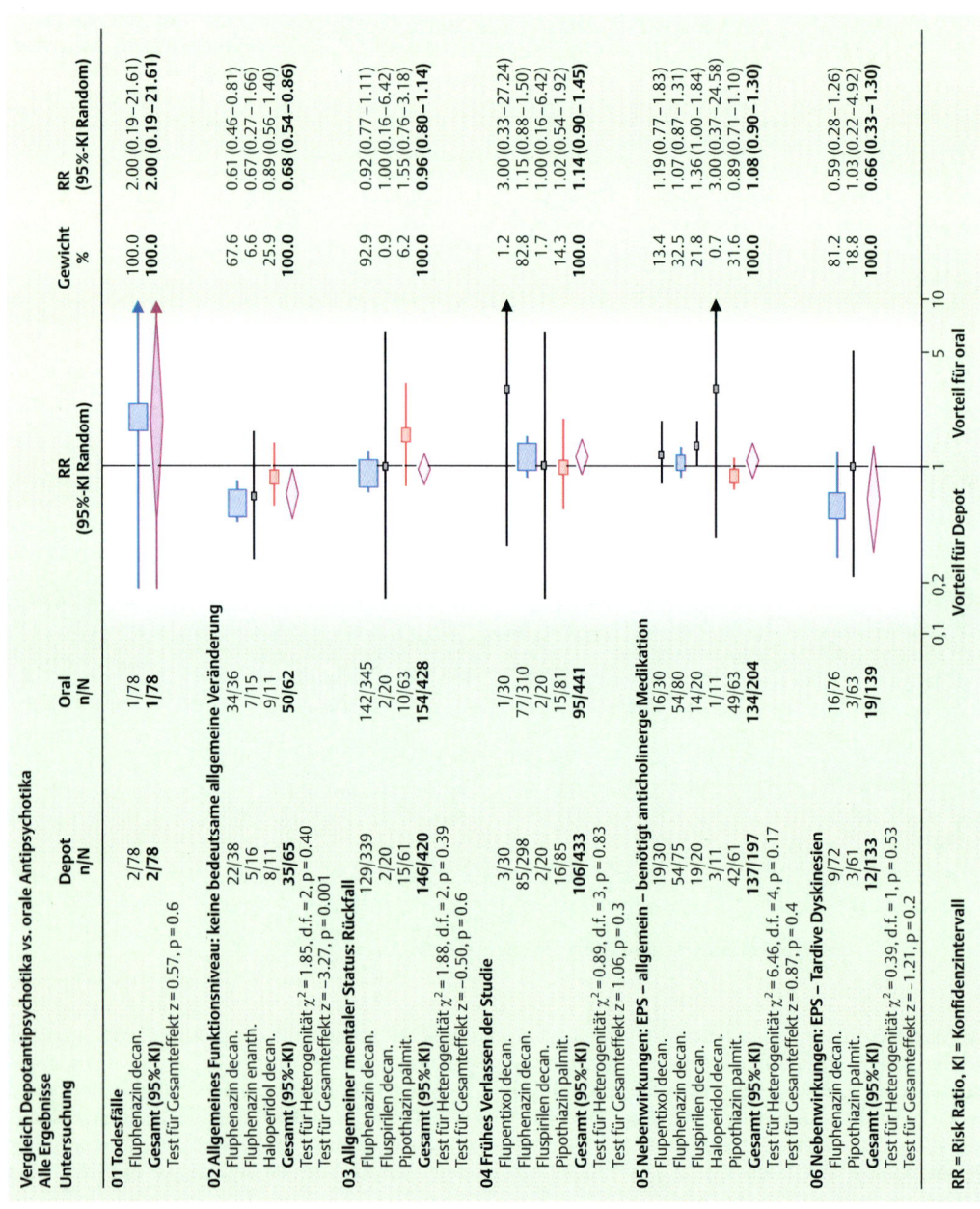

Abb. 5.12 Cochrane-Analysen zur Wirksamkeit einer Depottherapie im Vergleich zu einer oralen Behandlung (nach Adams et al. 2001).

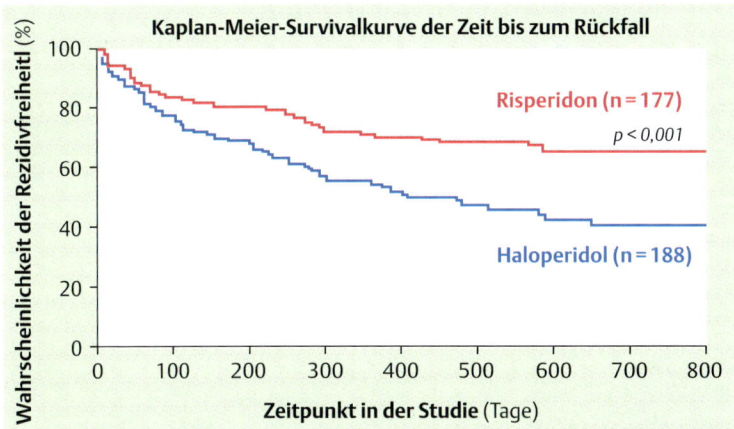

Abb. 5.**13** Risperidon verzögert Rückfallzeit im Vergleich zu Haloperidol (nach Csernansky et al. 2002).

Die Cochrane-Analysen von Adams et al. bestätigen im Wesentlichen, dass die Depotmedikation eine sinnvolle und wirksame Behandlungsstrategie sein kann. Die Evidenz war allerdings relativ schwach. Zwischen den einzelnen konventionellen Depotneuroleptika wurden keine statistisch signifikanten Unterschiede nachgewiesen.

Die Einführung der Depotneuroleptika hat dazu geführt, dass das Versorgungssystem erheblich verändert werden konnte. Über 90% der schizophrenen Patienten können heute ambulant betreut werden. Zusammen mit dem Ausbau der gemeindepsychiatrischen Versorgung konnte die Behandlung der schizophrenen Patienten in den letzten Jahren deutlich verbessert werden.

5.6 Langzeitbehandlung mit oralen typischen vs. atypischen Neuroleptika

In der Langzeitbehandlung schizophrener Patienten wurden auch orale typische und atypische Neuroleptika miteinander verglichen. Die derzeit methodisch beste Studie (Csernansky et al. 2002) vergleicht die Wirkung des Atypikums Risperidon mit der des konventionellen Neuroleptikums Haloperidol (Abb. 5.**13**).

In dieser zweijährigen Studie konnte belegt werden, dass die Rückfallrate offensichtlich unter dem atypischen Antipsychotikum geringer ausgeprägt ist als unter dem konventionellen Neuroleptikum. Die Ursache für diesen deutlichen Unterschied ist jedoch noch nicht bekannt, in beiden Behandlungsgruppen war die Compliance vergleichbar hoch. Möglicherweise führt die Behandlung mit Risperidon zu einem substanzeigenen direkten Effekt auf die Rückfallrate.

5.7 Cochrane-Metaanalyse zur Rezidivprophylaxe

In einer weiteren Cochrane-Auswertung zur Rezidivprophylaxe (Tab. 5.**2**) wurden konventionelle Neuroleptika und atypische Neuroleptika miteinander verglichen (Leucht et al. 2003). Dabei zeigte sich, dass Haloperidol gegenüber den atypischen Neuroleptika signifikant schlechter abschneidet (23% Rückfälle versus 15% Rückfälle).

Dieser Unterschied kann möglicherweise auf das bessere Nebenwirkungsprofil und damit vermutlich auch die bessere Compliance unter den atypischen Antipsychotika zurückgeführt werden. Das Kompetenznetz Schizophrenie untersucht dies zurzeit in einer groß angelegten multizentrischen Studie über zwei Behandlungsjahre. Dabei wird Risperidon mit niedrig dosierten typischen Neuroleptika (Haloperidol) verglichen und die Ergebnisse bezüglich Rückfallhäufigkeit, Nebenwirkungen, Compliance, kognitiven Störungen und Lebensqualität sowie pharmakoökonomischen Gesichtspunkten analysiert. Die vorläufigen 1-Jahresergebnisse zeigen unter den beiden Substanzen bisher keine Rückfälle nach den definierten Kriterien. Die Drop-out-Raten sind ähnlich und relativ hoch, allerdings nicht höher als in anderen vergleichbaren Studien. Zurzeit wird auch eine europaweite Studie an Ersterkrankten im 1-Jahresvergleich zwischen niedrig dosiertem Haloperidol und verschiedenen atypischen Antipsychotika durchgeführt. Diese Studie soll zeigen, wo die Vor- und Nachteile der Behandlung liegen, um der Diskussion, ob atypische Neuroleptika prophylaktisch wirksamer sind als konventionelle Neuroleptika, eine empirische Grundlage zu geben.

Tabelle 5.2 Cochrane-Metaanalyse zur Rezidivprophylaxe (nach Leucht et al. 2003)

			Atypika % Rückfälle	Haloperidol % Rückfälle
Csernansky 2002	Risperidon	n = 365	23%	35%
Daniel 1998	Sertindol	n = 203	2%	11%
Speller 1997	Amisulprid	n = 60	18%	35%
Tamminga 1993	Clozapin	n = 39	4%	0%
Essock 1996	Clozapin	n = 124	17%	31%
Rosenheck 1999	Clozapin	n = 49	29%	29%
Tran 1998	Olanzapin	n = 55	22%	20%
Tran 1998	Olanzapin	n = 62	13%	21%
Tran 1998	Olanzapin	n = 690	13%	19%
			159/1063 (15%)	139/584 (23%)

Gemeinsame Risikodifferenz (Anteil der Behandelten, die von der Therapie profitieren würden) = – 0,08, 95% KI – 0,12 – 0,04, p = 0,0001; NNT (Number Needed to Treat) = 13

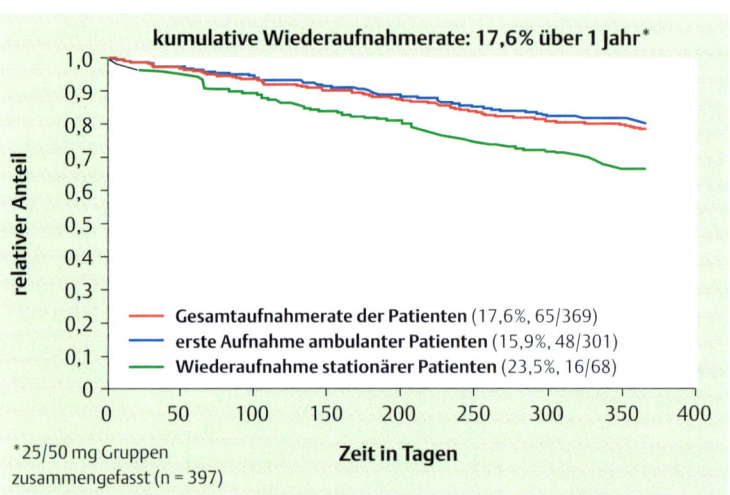

Abb. 5.14 Niedrige Rehospitalisierungsrate unter der langwirksamen Risperidon-Formulierung (nach Chue et al. 2002).

5.8 Langzeitbehandlung mit atypischen Depotneuroleptika

Mittlerweile ist in Deutschland mit einer Depotform für Risperidon das erste atypische Depotneuroleptikum zugelassen. In den Zulassungsstudien wurden relativ niedrige Rückfallraten beobachtet, wie Abbildung 5.14 zeigt.

Vergleicht man die Rehospitalisierungsrate unter oralen konventionellen und atypischen Neuroleptika mit der unter dem atypischen Depotneuroleptikum (Abb. 5.15), scheint die Depotformulierung eine weitere Verbesserung darzustellen.

Angesichts dieses Ergebnisses stellt sich die Frage, ob Depotneuroleptika nicht wieder stärker in den Vordergrund zu stellen sind, anstatt sie als eine Methode 2. oder 3. Wahl bei der Langzeitbehandlung zu betrachten.

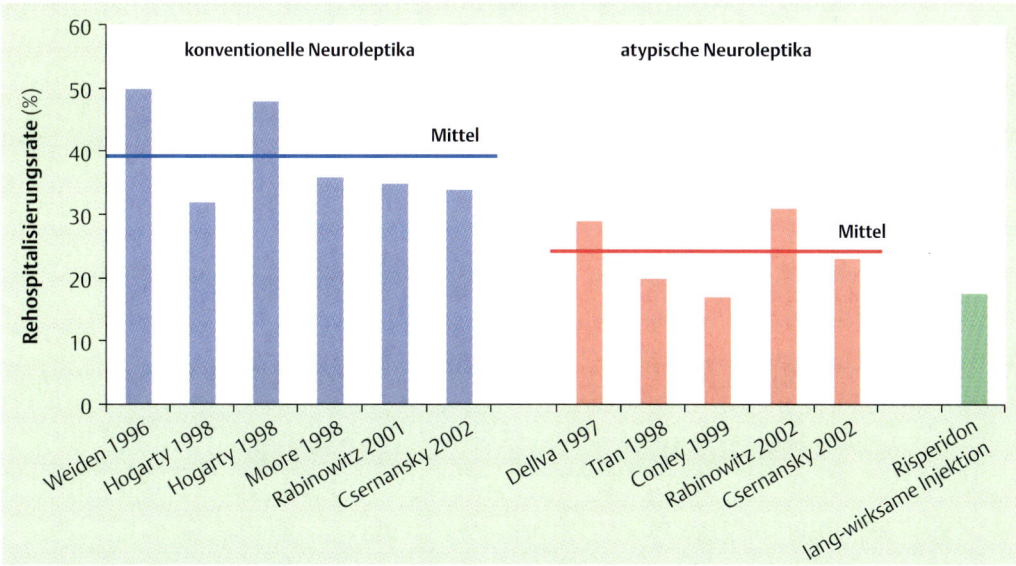

Abb. 5.**15** Rehospitalisierungsraten nach einem Jahr (nach Messer et al. 2002).

5.8.1 Exkurs: Depotneuroleptika: Einschätzungen Arzt/Patient

Eine Umfrage bei Ärzten (n = 707) in verschiedenen Ländern ergab bei der Frage, wann sie auf ein atypisches Depot umstellen würden:
- 66 % der Psychiater würden von einem konventionellen Depotneuroleptikum auf ein atypisches Depotneuroleptikum umstellen
- 33 % aller Psychiater würden von einem oralen konventionellen Neuroleptikum auf ein atypisches Depotneuroleptikum umstellen
- 29 % aller Psychiater würden von einem oralen Antipsychotikum der 2. Generation auf ein atypisches Depotneuroleptikum umstellen.

Quelle: Janssen Pharmaceutica, NV. Data on file

Die Befragung ergab außerdem einen deutlichen Unterschied zwischen den Einstellungen von Ärzten und Patienten hinsichtlich der Depotformulierung (Abb. 5.**16** und 5.**17**). Viele Psychiater waren der Meinung, eine Depotformulierung sei für den Patienten wenig akzeptabel. Die Injektion könne möglicherweise auch als Stigmatisierung erlebt werden. Andererseits beurteilen die Patienten, die eine orale Depot-Behandlung erhalten, diese als gut, wie eine Analyse von Walburn et al. ergab (Walburn et al. 2001). Hier scheint eine große Diskrepanz zwischen den Meinungen von Ärzten und Patienten zu bestehen.

5.8.2 Depotneuroleptika: Pro und contra

Kane et al. (Kane et al. 1998) haben das Pro und Contra einer Depotmedikation näher untersucht und kamen zu folgenden Ergebnissen (Tab. 5.**3**).

5.9 Behandlungsleitlinien – Depotneuroleptika

Im Folgenden sind die Behandlungsleitlinien, in denen Depotneuroleptika erwähnt werden, kurz zusammengefasst:
- Practice guidelines for the treatment of patients with schizophrenia. American Psychiatric Association (APA 1997)
- At issue: translating research into practice: The Schizophrenia Patient Outcomes Research Team (PORT) treatment recommendations. (Lehman u. Steinwachs 1998b)
- Behandlungsleitlinie Schizophrenie. Deutsche Gesellschaft für Psychiatrie, Psychotherapie und Nervenheilkunde (DGPPN 1998)
- The Expert Consensus Guideline Series. Treatment of schizophrenia (McEvoy et al. 1999)
- 4 × 8 Empfehlungen zur Behandlung von Schizophrenie. Österreichische Gesellschaft für Psychiatrie und Psychotherapie (ÖGPP 2002).
- Core interventions in the treatment and management of schizophrenia in primary and se-

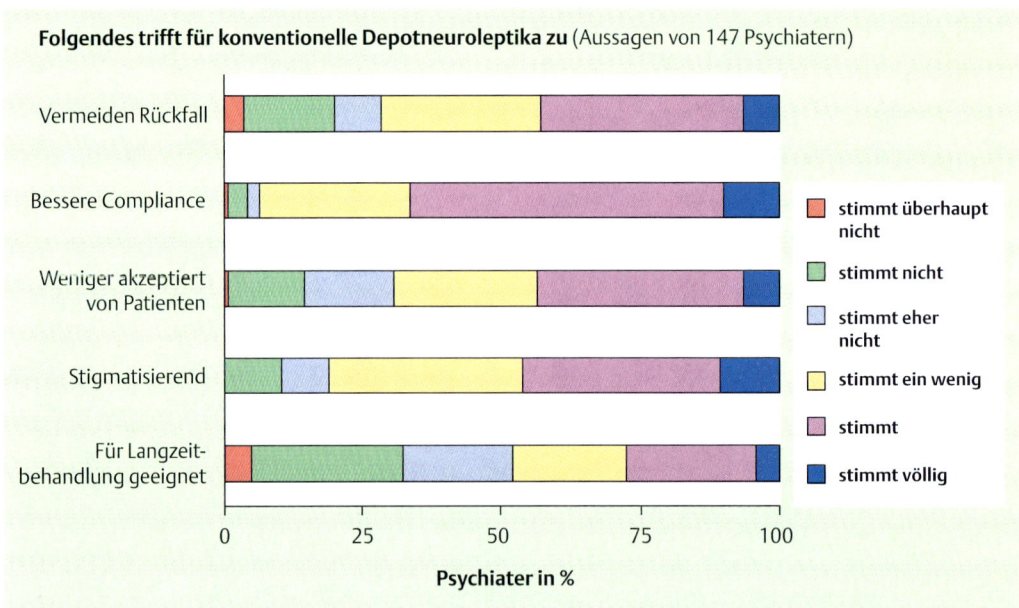

Abb. 5.**16** Was halten Psychiater von konventionellen Depotneuroleptika (nach Patel et al. 2003).

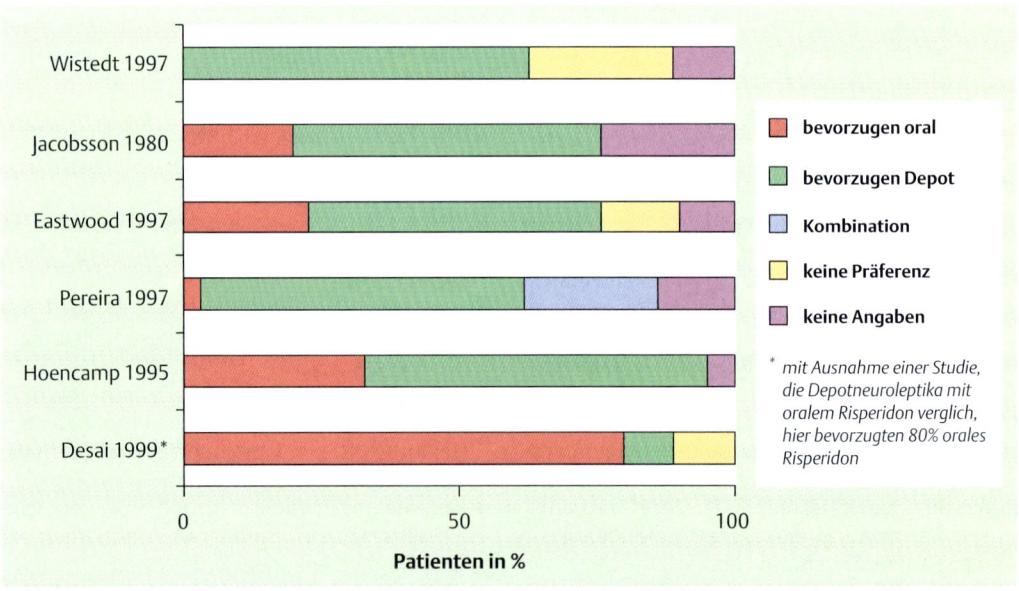

Abb. 5.**17** Patienten bevorzugen Depotneuroleptika (nach Walburn et al. 2001).

Tabelle 5.3 Depotneuroleptika: Pro und contra

pro	contra
• sichere Medikamenteneinnahme • vorhersagbare und stabile Plasmaspiegel • niedrigere Dosis erforderlich • Vermeidung des First-pass-Effekts • verpasst der Patient eine Injektion, kommt es nicht zu einem abrupten Therapieabbruch • non-adhärente Patienten werden schnell entdeckt • fördern regelmäßigen Kontakt zwischen Patient und Behandlungsteam • Patienten müssen nicht mehr täglich oder noch häufiger ihre Medikamente einnehmen • viele Patienten bevorzugen lang wirksame Injektionen	• altmodisch • heute keine Standardbehandlung mehr • Verträglichkeitsprobleme • zu invasiv • Patient fühlt sich zu stark kontrolliert • wird nur noch als ‚letztes Mittel', bei einer ‚vergessenen Population' oder bei größeren Compliance-Problemen angewendet • Umstellung von oraler zu Depotbehandlung ist kompliziert und schwierig zu handhaben

condary care. National Collaborative Centre for Mental Care. National Institute for Clinical Excellence (NICE 2002).

5.9.1 APA-Empfehlungen zur pharmakologischen Behandlung in der stabilen Phase

❖ Erhaltungstherapie mit konventionellen Neuroleptika mit einer Dosierung von 300–600 CPZ-Äquivalenten mg/die
❖ In diesem Dosierungsbereich kann das bestmögliche Wirkungs/Nebenwirkungs-Verhältnis erzielt werden, welches die Compliance verbessert und das Rückfallrisiko minimiert
❖ Atypische Neuroleptika sollten für stationär behandelte Patienten erwogen werden, die unter konventionellen Neuroleptika unter extrapyramidalen Nebenwirkungen leiden
❖ Für Patienten mit mangelnder Compliance sollten langwirksame Depotneuroleptika erwogen werden
❖ Bei Prodromalsymptomatik sollte frühzeitig eine Intervention mit hochpotenten Neuroleptika erwogen werden
❖ Ein Absetzversuch der antipsychotischen Medikation sollte nur bei Patienten erwogen werden, bei denen mindestens ein Jahr keine weiteren Symptome nach einer einzelnen Episode, oder mindestens fünf Jahre keine Symptome nach mehreren Episoden aufgetreten sind.

Das Rückfallrisiko während eines Absetzversuchs sollte durch folgende Vorsichtsmaßnahmen verringert werden:
❖ schrittweises Absetzen
❖ häufigere Visiten
❖ Entwicklung frühzeitiger Interventionsstrategien für den Patienten, seine Angehörigen und das betreuende Personal.

Demnach sollte man Depotneuroleptika vorrangig bei nicht-complianten Patienten einsetzen.

5.9.2 DGPPN-Leitlinien zur Anwendung von Depotpräparaten

Auch nach den Leitlinien der Deutschen Gesellschaft für Psychiatrie, Psychotherapie und Nervenheilkunde (DGPPN) aus dem Jahre 1998 stellt sich die Indikation zur Anwendung von Depotpräparaten in der Langzeitbehandlung bei solchen Patienten, bei denen eine (orale) Behandlung nicht gesichert (Non-Compliance), aber bekanntermaßen wirksam und u. U. zwingend ist (z. B. bei schwerer Fremd- oder Eigengefährdung im Rezidivfall), aber auch bei individueller Präferenz.

Vorteile sind – außer der gesicherten Applikation und vereinfachten Anwendung – ihre höhere Bioverfügbarkeit. Wenngleich ihre rezidivprophylaktische Überlegenheit gegenüber oraler Behandlung nicht sicher belegt ist, besteht an ihrer

Tabelle 5.4 Wie halten sich praktizierende Ärzte an Behandlungsempfehlungen für ambulante und stationäre Patienten

Empfehlung	Übereinstimmung in %	
	stationäre Patienten	ambulante Patienten
Akut-Neuroleptika	89,2	NA
CPZ-Dosierung im Akutfall	62,4	NA
Neuroleptische Erhaltungstherapie	NA	92,3
CPZ-Dosierung in der Erhaltungstherapie	NA	29,1
Anti-Parkinson	53,9	46,1
Depotneuroleptika	50,0	35,0
Begleitende antidepressive Medikation	32,2	45,7
Begleitende anxiolytische Medikation	33,3	41,3
Begleitende antipsychotische Medikation	22,9	14,4
Psychotherapie	96,5	45,0
Familientherapie	31,6	9,6
Berufliche Rehabilitation	30,4	22,5
ACT/ACM	8,6	10,1

CPZ = Chlorpromazin; ACT = assertive community treatment;
ACM = assertive case management; NA = nicht angegeben
(nach Lehman u. Steinwachs 1998a)

überlegenen Wirksamkeit aufgrund naturalistischer Studien kein Zweifel (DGPPN 1998).

5.9.3 Österreichische 4 × 8 Empfehlungen

Auch die österreichischen 4 × 8 Empfehlungen zur Behandlung von Schizophrenie (ÖGPP 2002) sprechen sich für eine Depotbehandlung nur bei nicht-complianten Patienten aus.

Aufgrund der einfacheren Überprüfung der Compliance bietet Depotmedikation in der Langzeitbehandlung einen Vorteil gegenüber der Langzeiteinnahme von oralen Antipsychotika. Sie ist allerdings schwierig in der Handhabung bei Verträglichkeitsproblemen sowie bei Patienten, die keine Injektion wünschen. Bislang ist nur ein neueres bzw. atypisches Neuroleptikum als Depotpräparat verfügbar (ÖGPP 2002).

5.9.4 PORT-Behandlungsempfehlungen Nr. 12

Das Patient Outcomes Research Team (PORT) empfiehlt: „Depot antipsychotic maintenance therapy should be strongly considered for persons who have difficulty complying with oral medication or who prefer the depot regimen. Depot therapy may be used as a first-option maintenance strategy (Lehman u. Steinwachs 1998b)."

Während die übrigen vorgestellten Behandlungsleitlinien sich bezüglich der Depotneuroleptika eher zurückhaltend aussprechen, werden hier Depotneuroleptika als erste Option empfohlen. Diese Empfehlungen stützen sich auf Untersuchungen in der Praxis: Diese Gruppe hat untersucht, wie stark sich praktizierende Ärzte an Empfehlungen und Leitlinien halten. Für Depotneuroleptika wurde beobachtet, dass dies nur in einem geringeren Teil der Fall ist (Lehman u. Steinwachs 1998a) (Tab. 5.4).

5.10 Stehen wir heute vor einem Paradigmenwechsel?

Nach den vorliegenden Ergebnissen stellt sich die Frage, ob wir bei der neuroleptischen Depotbehandlung vor einem Paradigmenwechsel stehen. Betrachten wir die Verordnungshäufigkeit der Depotneuroleptika (Abb. 5.18), die sich in den letzten Jahren deutlich reduziert hat, müsste die Frage eigentlich lauten: „Stehen wir heute vor einer Renaissance?"

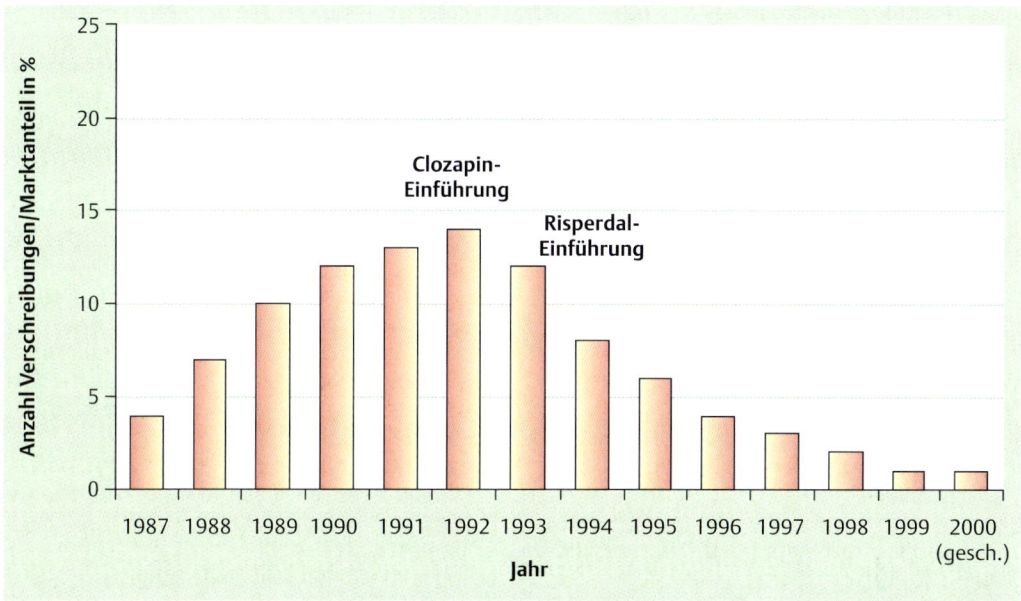

Abb. 5.18 Abnahme der Verschreibungen langwirksamer Neuroleptika (nach IMS Health Inc., US data).

Allerdings stehen Ärzte und Pflegepersonal, aber z.T. auch Patienten dieser Medikation noch kritisch gegenüber. Für eine Überprüfung und gegebenenfalls Veränderung dieser Einstellungen muss noch einiges getan werden:
- Fachkräfte im Gesundheitswesen weiterbilden/aufklären über Konsequenzen mangelnder Compliance
- Falsche Vorstellungen über Depotmedikation korrigieren
- Pharmakoökonomische Evidenz aufzeigen
- Patienten informieren
- Schulungsprogramme einführen
- Weitere Nachweise zur besseren Wirksamkeit erbringen
- Studienergebnisse und Empfehlungen Dritter veröffentlichen
- Bedarf für atypische Depotpräparate belegen.

5.11 Zusammenfassung und Ausblick

■ Verhinderung von Rückfall und Rehospitalisierung ist auch heute ein wesentliches Therapieziel in der Schizophreniebehandlung. Kontinuierliche neuroleptische Langzeitmedikation ist für die Mehrzahl der Patienten die geeignetste Form der pharmakologischen Rezidivprophylaxe. Behandlungsakzeptanz und Compliance müssen daher durch geeignete Maßnahmen gestärkt werden. Konventionelle Depotneuroleptika sind in der Rezidivprophylaxe oralen Neuroleptika mindestens ebenbürtig, wenn nicht überlegen.

Mit oralen atypischen Antipsychotika kann das Rezidivrisiko gegenüber konventionellen Neuroleptika weiter gesenkt werden.

Injizierbare atypische Depotneuroleptika lassen eine weitere Verbesserung der Symptomkontrolle und Senkung der Rezidivraten erwarten. Mit der Entwicklung einer Depotform für Risperidon liegt erstmals eine solche Applikationsform vor, die diese Erwartungen erfüllt.

Künftige Erfahrungen müssen zeigen, inwieweit diese Option genutzt und von allen Beteiligten angenommen wird. ■

Literatur

Adams CE, Fenton MK, Quraishi S, David AS. Systematic meta-review of depot antipsychotic drugs for people with schizophrenia. Br J Psychiatry 2001; 179: 290–299

American Psychiatric Association (APA). Practice guideline for the treatment of patients with schizophrenia. Washington, DC: APA, 1997

Chue P, Eerdekens M, Augustyns I, Lachaux B, Molcan P, et al. Efficacy and safety of long-acting risperidone microspheres and risperidone oral tablets. Schizophrenia Research 2002; 53 (Suppl): 174–175

Conley RR, Love RC, Kelly DL, Bartko JJ. Rehospitalization rates of patients recently discharged on a regimen of risperidone or clozapine. Am J Psychiatry 1999; 156: 863–868

Csernansky JG, Mahmoud R, Brenner R; Risperidone-USA-79 Study Group. A comparison of risperidone and haloperidol for the prevention of relapse in patients with schizophrenia. N Engl J Med 2002; 346: 16–22

Davies LM, Drummond MF. Economics and schizophrenia: the real cost. Br J Psychiatry 1994; 25 (Suppl): 18–21

Davis JM, Mantalon L, Watanabe MD, Blake L. Depot antipscychotic drugs: place in therapy. Drugs 1994; 47: 741–773

Davis JM. Maintenance therapy and the natural course of schizophrenia. J Clin Psychiatry 1985; 46: 18–21

Dellva MA, Tran P, Tollefson GD, Wentley AL, Beasley CM Jr. Standard olanzapine versus placebo and ineffective-dose olanzapine in the maintenance treatment of schizophrenia. Psychiatr Serv 1997; 48: 1571–1577

Deutsche Gesellschaft für Psychiatrie, Psychotherapie und Nervenheilkunde (DGPPN). Behandlungsleitlinie Schizophrenie. Darmstadt: Steinkopff, 1998

Gaebel W, Jänner M. Stellenwert und Grenzen klassischer Neuroleptika in der Langzeittherapie schizophrener Erkrankungen. In: Bandelow B, Rüther E (Hrsg.). Therapie mit klassischen und neuen Neuroleptika. Berlin: Springer, 1998

Gaebel W, Jänner M, Frommann N, Pietzcker A, Kopcke W, Linden M, Müller P, Müller-Spahn F, Tegeler J. First vs multiple episode schizophrenia: two-year outcome of intermittent and maintenance medication strategies. Schizophr Res 2002; 53: 145–159

Gaebel W. Leitlinien störungsspezifischer Diagnostik und Therapie. Schizophrenie. In: Gaebel W, Müller-Spahn F (Hrsg.). Diagnostik und Therapie psychiatrischer Störungen. Stuttgart: Kohlhammer, 2002

Hogarty GE, Schooler NR, Ulrich RF, Mussare F, Ferro P, Herron E. Fluphenazine and social therapy in the aftercare of schizophrenic patients: Relapse analysis of a two-year controlled study of fluphenazine decanoate and fluphenazine hydrochloride. Arch Gen Psychiatry 1979; 36: 1283–1294

Hogarty GE, Ulrich RF. The limitations of antipsychotic medication on schizophrenia relapse and adjustment and the contributions of psychosocial treatment. J Psychiatr Res 1998; 32: 243–250

Kane JM. Schizophrenia. N Engl J Med 1996; 334: 34–41

Kane JM, Aguglia E, Altamura AC, Ayuso Gutierrez JL, Brunello N, Fleischhacker WW, Gaebel W, Gerlach J, Guelfi JD, Kissling W, Lapierre YD, Lindstrom E, Mendlewitz J, Racagni G, Carulla LS, Schooler NR. Guidelines for depot antipsychotic treatment in schizophrenia. European Neuropsychopharmacology Consensus Conference in Siena, Italy. Eur Neuropsychopharmacol 1998; 8: 55–66

Kemp R, Kirov G, Everitt B, Hayward P, David A. Randomised controlled trial of compliance therapy. 18-month follow-up. Br J Psychiatry 1998; 172: 413–419

Lehman AF, Steinwachs DM. Patterns of usual care for schizophrenia: initial results from the Schizophrenia Patient Outcomes Research Team (PORT) client survey. Schizophr Bull 1998a; 24: 11–20

Lehman AF, Steinwachs DM. Translating research into practice: the Schizophrenia Patient Outcomes Research Team (PORT) treatment recommendations. Schizophrenia Bulletin 1998b; 24: 1–10

Leucht S, Barnes TR, Kissling W, Engel RR, Correll C, Kane JM. Relapse prevention in schizophrenia with new-generation antipsychotics: a systematic review and exploratory meta-analysis of randomized, controlled trials. Am J Psychiatry 2003; 160: 1209–1222

Lieberman JA. Atypical antipsychotic drugs as a first-line treatment of schizophrenia: a rationale and hypothesis. J Clin Psychiatry 1996; 57 (Suppl): 68–71

McEvoy JP, Scheifler PL, Frances A. The Expert Consensus Guideline Series. Treatment of schizophrenia. J Clin Psychiatry 1999; 60 (Suppl): 1–80

Messer T, Pajonk FG, Heger S, Schmauss M. Risperidon microspheres. Remission der neuroleptischen Depottherapie. Psychopharmakotherapie 2002; 9: 133–139

Moore DB, Kelly DL, Sherr JD, Love RC, Conley RR. Rehospitalization rates for depot antipsychotics and pharmacoeconomic implications: comparison with risperidone. Am J Health Syst Pharm 1998; 55: S17–S19

National Institute for Clinical Excellence (NICE). Schizophrenia. Core interventions in the treatment and management of schizophrenia in primary and secondary care. Clinical guideline 1. National Collaborating Centre for Mental Health 2002; www.nice.org.uk

Oehl M, Hummer M, Fleischhacker WW. Compliance with antipsychotic treatment. Acta Psychiatr Scand 2000; 102: 83–86

Österreichische Gesellschaft für Psychiatrie und Psychotherapie (ÖGPP). 4×8 Empfehlungen zur Behandlung von Schizophrenie. Linz: edition pro mente, 2002

Patel MX, Nikolaou V, David AS. Psychiatrists' attitudes to maintenance medication for patients with schizophrenia. Psychol Med 2003; 33: 83–89

Rabinowitz J, Bromet EJ, Davidson M. Short report: comparison of patient satisfaction and burden of adverse effects with novel and conventional neuroleptics: a naturalistic study. Schizophr Bull 2001; 27: 597–600

Rabinowitz J, Fennig S. Differences in age of first hospitalization for schizophrenia among immigrants and nonimmigrants in a national case registry. Schizophr Bull 2002; 28: 491–499

Tran PV, Dellva MA, Tollefson GD, Wentley AL, Beasley CM Jr. Oral olanzapine versus oral haloperidol in the maintenance treatment of schizophrenia and related psychoses. Br J Psychiatry 1998; 172: 499–505

Walburn J, Gray R, Gournay K, Quraishi S, David AS. Systematic review of patient and nurse attitudes to depot antipsychotic medication. Br J Psychiatry 2001; 179: 300–307

Watt DC, Katz K, Shepherd M. The natural history of schizophrenia: a 5-year prospective follow-up of a representative sample of schizophrenics by means of a standardized clinical and social assessment. Psychol Med 1983; 13: 663–670

Weiden P, Aquila R, Standard J. Atypical antipsychotic drugs and long-term outcome in schizophrenia. J Clin Psychiatry 1996; 57: 53–60

6 Bipolare Störungen

Heinz Grunze

6.1 Verlauf und Symptome

■ Die Symptomatik bipolarer Störungen bewegt sich zwischen Manie (dem Pol hochfahrender Gefühlserregung) und Depression (dem Pol schwermütiger Gefühlshemmung und Herabgestimmtheit). Neben den klassischen Bipolar-I-Erkrankungen mit mindestens einer manischen (oder gemischten) sowie einer depressiven Episode (Major Depression), unterscheidet man dabei auch Bipolar-II-Erkrankungen mit Depression und hypomanischer Episode. Bei Letzteren dominiert meist die Depression, die Phasen sind in der Regel länger, schwerer und bedrohlicher als die hypomanen Phasen. ■

Nach den Kriterien der DSM-IV müssen für eine manische (bzw. hypomanische) Episode für mindestens eine Woche (bzw. vier Tage) gehobene Stimmung oder Reizbarkeit sowie mindestens drei der folgenden Symptome vorhanden sein:
❖ Größenideen oder gesteigertes Selbstwertgefühl
❖ Vermindertes Schlafbedürfnis
❖ Rededrang
❖ Ideenflucht/Gedankenjagen
❖ Ablenkbarkeit
❖ Gesteigerte Aktivität oder Agitiertheit
❖ Exzessive Beschäftigung mit angenehmen Dingen, die mit großer Wahrscheinlichkeit unangenehme Konsequenzen haben.

Hinzu kommt eine deutliche Beeinträchtigung der Berufstätigkeit oder der sozialen Aktivitäten. Ist diese schwer und vollständig und liegen einige der genannten Merkmale vor, ist nach ICD-10 eine Manie (F 30.1 oder F 30.2) zu diagnostizieren, bei geringeren Beeinträchtigungen eine Hypomanie (F 30.0).

Treten abgrenzbare manische und/oder depressive Episoden innerhalb von zwölf Monaten mindestens viermal auf, bezeichnet man diesen Zustand als Rapid Cycling.

Sehr häufig bestehen bei bipolaren Erkrankungen so genannte Mischzustände (mixed Episodes), dabei werden für mindestens eine Woche sowohl die Kriterien für eine manische als auch eine depressive Episode erfüllt. Solche Mischzustände haben eine schlechtere Prognose als Patienten mit reiner Manie, wie bereits Kraepelin 1899 beschrieben hat, sie gehen mit einem hohen Maß an Angst und Erregung einher (Swann et al. 1993), zeigen häufiger stimmungsinkongruente psychotische Symptome (dell'Osso et al. 1993), haben ein hohes Suizidrisiko (Dilsaver et al. 1997, Strakowski et al. 1996), hohe Komorbidität mit Drogen- und Alkoholabhängigkeit (Himmelhoch u. Garfinkel 1986) sowie ein hohes Risiko für Rapid Cycling (Bottlender et al. 2002).

Atypische depressive Episoden mit vermehrtem Schlafbedürfnis, vermehrtem Appetit und ausgeprägter psychischer und motorischer Hemmung können ebenfalls auftreten (Abb. 6.1).

6.2 Epidemiologie

Bipolare Erkrankungen sind keine Modeerkrankungen, sondern zählen zu den ältesten beschriebenen psychischen Erkrankungen. Betrachtet man lediglich die manisch-depressiven Erkrankungen im klassischen Sinne, d. h. die Bipolar-I-Erkrankungen, liegt die Lebenszeitprävalenz vermutlich zwischen 1 und 1,5 %. Dies stellt jedoch nur die Spitze des Eisbergs dar. Neuere Diagnosesysteme wie ICD-10 und DSM-IV haben das bipolare Spektrum erheblich aufgeweitet. Fasst man Bipolar-II-Erkrankungen, Zyklothymia und nicht näher spezifizierte (NOS: Not otherwise specified) bipolare Störungen zusammen, liegt die Prävalenz etwa bei 5 %. Nach einer Untersuchung von Jules Angst, der so genannten Züricher Ko-

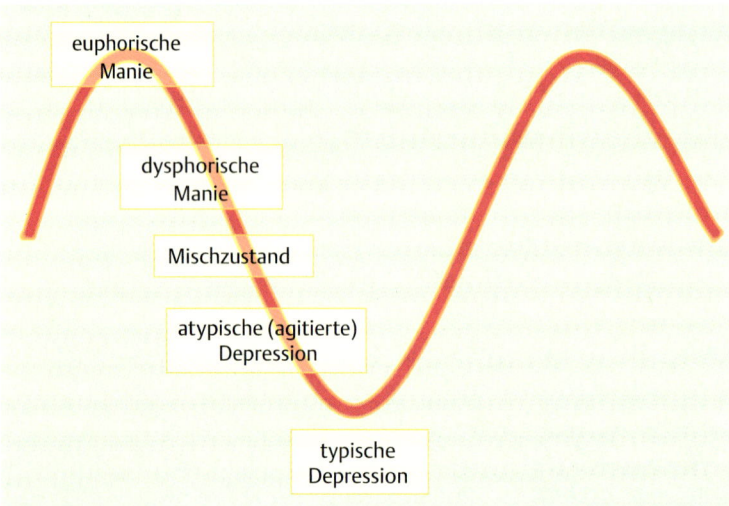

Abb. 6.1 Die „moderne" Sicht Kraepelins.

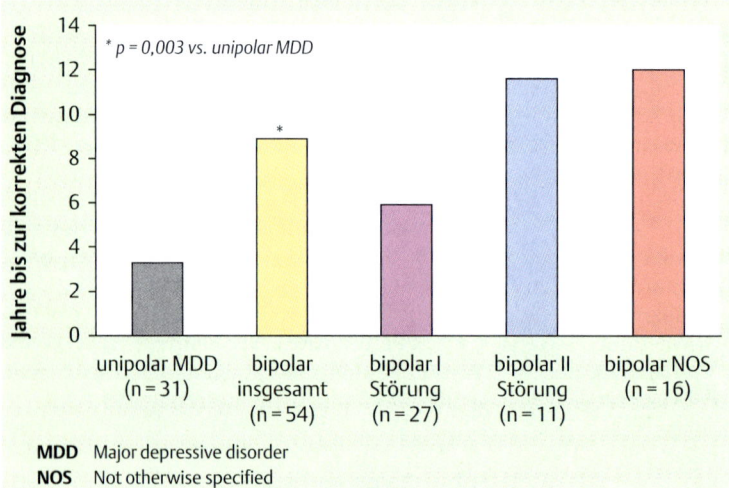

Abb. 6.2 Latenz bis zur Diagnose bipolarer Störungen (nach Ghaemi et al. 2000).

hortenstudie (Angst 1998), leiden möglicherweise bis zu 12 % der Bevölkerung an einer bipolaren Störung. Realistische Schätzungen gehen von 3 – 4 % relevant Erkrankter aus. Das heißt, bipolare Erkrankungen sind möglicherweise drei- bis viermal häufiger als schizophrene Erkrankungen.

Dennoch werden sie viel zu selten diagnostiziert und vor allem viel zu spät: In der Regel vergehen nach den vorliegenden Studienergebnissen im Schnitt zwischen acht und zehn Jahren vom Beginn der Symptomatik bis zur korrekten Diagnosestellung (Abb. 6.2). Dies ist vor allem bei den Bipolar-II-Erkrankungen der Fall, die durch Depressionen und Hypomanie gekennzeichnet sind. In der Praxis wird nur selten nach Hypomanien gefragt und die meisten Patienten berichten diese nicht von sich aus. Häufig werden daher diese untypischen bipolaren Störungen als unipolare Depression fehldiagnostiziert. Hier ist noch viel Aufklärungsarbeit zu leisten.

6.3 Lasten der Erkrankung

Bipolare Erkrankungen sind nicht nur für den Patienten eine einschneidende Belastung, sondern auch sozioökonomisch von erheblicher Bedeutung (siehe auch Tab. 6.1).

Tabelle 6.1 Psychosoziale Konsequenzen früh beginnender bipolarer Störungen

	Anteil der Patienten mit Beginn im Kindes- und Jugendalter (< 20 Jahre) in %	Anteil der Patienten mit Beginn im Erwachsenenalter (> 20 Jahre) in %	Wahrscheinlichkeit im Vergleich zu Beginn im Erwachsenenalter
Ausbildungsabbruch	55	23	< 0,05
Finanzielle Schwierigkeiten	70	54	< 0,05
Scheidung/Eheproblem	73	57	< 0,05
Alkohol/Drogenmissbrauch	52	30	< 0,05
Selbst- und Fremdgefährdung	46	25	< 0,05
Kleinkriminalität	36	20	< 0,05

Befragung von 500 bipolaren Patienten (nach Lish et al. 1994)

Die Weltgesundheitsorganisation (WHO) zählt die bipolaren Störungen neben Schizophrenie, Depressionen, Schlafstörungen, Zwangsstörungen und Alkoholabhängigkeit zu den zehn häufigsten Erkrankungen, die zu andauernder Behinderung führen.

Bisher liegen jedoch noch keine verlässlichen statistischen Daten zu bipolaren Erkrankungen vor, da das Statistische Bundesamt die vorliegenden Daten nach ICD-9 verschlüsselte und die bipolaren Störungen unter „Affektive Psychosen" aufführte. Diese umfassen jedoch wesentlich mehr Diagnosen als die Klassifikation nach ICD-10, z. B. „endogene Manie", „endogene Depression, bisher nur monopolar", „Manie im Rahmen einer zirkulären Verlaufsform einer manisch-depressiven Psychose" sowie „andere affektive Psychosen". Die einzige aktuelle Erhebung von 2002 nach ICD-10 (eingereicht, aber noch nicht veröffentlicht) basiert auf Erhebungen der GEK und der Rentenversicherungsträger. Demnach belaufen sich die Kosten in Deutschland auf rund 6,5 Milliarden Euro pro Jahr. Davon sind etwa 98 % indirekte Kosten, die sich durch frühzeitige Berentung, Arbeitszeitausfälle, Arbeitslosigkeit etc. ergeben. Die hohe gesundheitsökonomische Belastung der Erkrankung belegt auch eine amerikanische Studie von Begley et al. (Begley et al. 2001): „The present value of the lifetime cost of persons with onset of bipolar disorder in 1998 was estimated at 24 billion US dollars ($ US). Average cost per case ranged from $ US 11,720 for persons with a single manic episode to $ US 624,785 for persons with nonresponsive/chronic episodes."

Die medikamentösen Kosten, die beispielsweise durch den Einsatz atypischer Neuroleptika entstehen, spielen bei den Gesamtkosten dabei nur eine untergeordnete Rolle. Würden die Patienten adäquat behandelt, könnte man dagegen erhebliche langfristige Kosten einsparen. Bereits 1979 wies eine Untersuchung des US Departments Of Health, Education and Welfare (DHEW 1979) darauf hin, dass im Durchschnitt z. B. eine Frau, die mit 25 Jahren an einer bipolaren Störung erkrankt, eine um neun Jahre verkürzte Lebenserwartung aufweist. Sie verliert 12 Jahre normalen gesunden Lebens und sogar 14 Jahre normaler beruflicher und familiärer Aktivität.

Dies zeigen auch unsere eigenen Untersuchungen. Patienten mit bipolaren Störungen werden im Schnitt acht Jahre früher berentet als die Normalbevölkerung. Im Vergleich hierzu: Bei den rezidivierenden Depressionen verkürzt sich diese Zeit nur um drei Jahre.

6.4 Prognose

Bipolare Erkrankungen sind in der Regel chronische Erkrankungen. Die Patienten erreichen zwar in der Regel eine Remission ihrer akuten Symptomatik, die meisten erleben jedoch innerhalb von fünf Jahren ein Rezidiv. Nach einer Erhebung von Kupfer et al. (Kupfer et al. 2000) sprechen insbesondere Manien relativ schnell auf eine Behandlung an. Im Durchschnitt sind innerhalb von 10 Wochen rund 50 % der Patienten remittiert (Abb. 6.3).

Dagegen dauert die Zeit bis zur Remission bei Patienten mit Rapid Cycling, Ultra-Rapid Cycling und vor allem bei Patienten mit bipolaren Depressionen und gemischten Episoden deutlich länger.

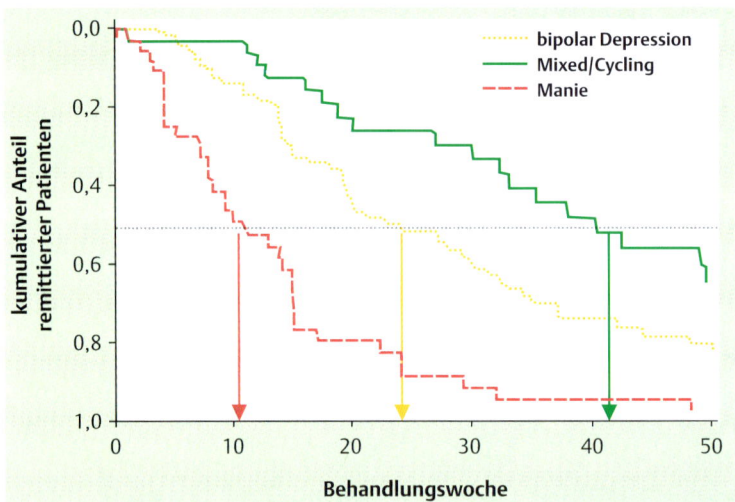

Abb. 6.3 Dauer bis zur Remission (nach Kupfer et al. 2000).

Nach den Ergebnissen der Stanley Foundation, die den Krankheitsverlauf von 258 Patienten über ein Jahr prospektiv verfolgt hat, bleiben trotz intensiver Behandlung etwa zwei Drittel der Patienten mäßig bis schwer beeinträchtigt. Nur 11 % werden vollständig gesund. Lediglich jeder Dritte wird nur geringfügig beeinträchtigt. Dagegen sind fast 27 % der Patienten die meiste Zeit des Jahres krank. Die beste Prognose weisen Patienten mit manischen Episoden auf, depressive Episoden dauern erheblich länger, die Patienten bleiben funktionell schwerer beeinträchtigt. Depressive Phasen korrelieren mit einer deutlich erhöhten Suizidrate. Auch psychotische Symptome scheinen ein negativer Prädiktor zu sein. Für eine schlechtere Prognose sprechen außerdem komorbide Erkrankungen und Substanzmissbrauch.

Allerdings ist der Verlauf der Erkrankung nur selten vorhersagbar. So kann sich die Symptomatik im Verlauf der Erkrankung verändern. Dabei weisen Bipolar-I- und -II-Patienten eine relativ gute diagnostische Stabilität auf.

6.5 Suizidalität

6.5.1 Fakten

- 25 bis 50 % der Patienten unternehmen einmal in ihrem Leben einen Suizidversuch
- 15 % der bipolaren Patienten versterben an Suizid (Risiko im Vergleich zur Gesamtbevölkerung 30fach erhöht) (Goodwin u. Jamison 1990)
- In einer schottischen Studie war die Suizidrate bei bipolar Erkrankten 23-mal höher als im Bevölkerungsdurchschnitt (10-Jahresbeobachtung; die meisten Suizide ereigneten sich in den ersten 5 Jahren nach Diagnosestellung)
- 79 % der bipolar depressiven und 56 % der Patienten mit Mischzustand sind suizidal (Dilsaver et al. 1997).

Die meisten Suizide ereignen sich bereits in den ersten fünf Jahren nach der Diagnosestellung. Das heißt, nicht der „alte ausgebrannte" bipolare Patient, der bereits zahlreiche Episoden erlebt hat, ist betroffen, sondern vorwiegend junge Patienten, die von der Erkrankung aus der Lebensbahn geworfen werden. Wie die Daten von Tohen

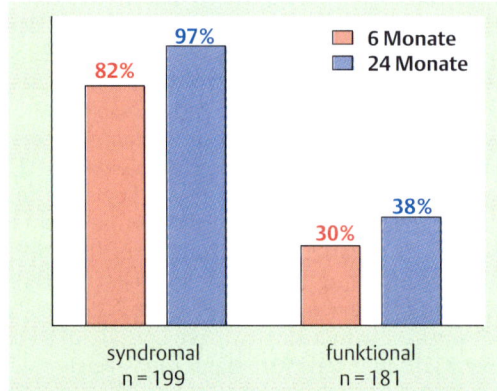

Abb. 6.4 Genesung nach 1. manischer Episode: Syndromal vs. Funktional (nach Tohen et al. 2000 a).

et al. (Tohen et al. 2000a) mit 200 Patienten nach einer ersten manischen Episode zeigen (Abb. 6.**4**), klingt zwar ein Großteil der Symptome bereits nach einigen Monaten ab (82 bzw. 97% nach 6 bzw. 24 Monaten). Die funktionelle Wiederherstellung bis zur Arbeitsfähigkeit dauert dagegen deutlich länger. Dies weist auf die eigentliche Problematik hin: Nur knapp 40% der Patienten erreichen nach zwei Jahren wieder eine Leistungsfähigkeit wie vor der Erkrankung. Für die meisten Patienten ist dies jedoch nicht der Fall. Ein wichtiger therapeutischer Ansatzpunkt wären daher rehabilitative Konzepte, die hier ansetzen, zurzeit aber noch nicht vorhanden sind.

6.6 Komorbidität mit Achse-I-Erkrankungen

■ Bipolare Patienten leiden an einer erheblichen Anzahl von Komorbiditäten. In den USA weisen nach einer Untersuchung von McElroy et al. (McElroy 1998) etwa 41% der bipolaren Patienten eine Substanzabhängigkeit auf. Ungefähr 44% der Patienten leiden an Angststörungen. Bei 15% der bipolaren Patienten werden die Kriterien für eine Essstörung erfüllt, und bei 10% kann die Diagnose Impulskontrollstörung gestellt werden. ■

Auch in Deutschland weisen nach den Daten der Stanley Foundation 35,8% der bipolaren Patienten eine weitere Achse-I-Störung auf. Davon erfüllen 26,3% die Kriterien für einen Substanzmissbrauch, 12,5% für Angststörungen und weitere 7,2% für Essstörungen. Das bedeutet, dass im diagnostischen Prozess in jedem Fall auch nach anderen psychiatrischen Erkrankungen gesucht werden muss. Sollten diese vorliegen, müssen sie bei der medikamentösen Behandlung ebenfalls berücksichtigt werden.

6.7 Medikamentöse Therapie

■ Vor allem bei der euphorischen Manie stehen heute gut wirksame Medikamente zur Verfügung, wie Lithium, Valproat und atypische Neuroleptika. Trotz aller Therapiemöglichkeiten ist die Behandlung anderer bipolarer Erkrankungen, insbesondere von Mischzuständen, psychotischen Manien und Rapid Cycling jedoch weiter schwierig. ■

Für die medikamentöse Behandlung bipolarer Störungen steht mittlerweile eine Vielzahl von Substanzen zur Verfügung. Lithium gilt immer noch als Goldstandard, daneben werden Neuroleptika und verschiedene Antiepileptika eingesetzt, z. B. Valproat und Lamotrigin.

Die Behandlungswirklichkeit sieht nach den Daten der Arzneimittelüberwachung in der Psychiatrie (AMÜP) in Bayern wie folgt aus: 1998 wurden 83% der stationär aufgenommenen Patienten mit Manie (n = 275) mit Neuroleptika behandelt. Dabei wurden vorwiegend konventionelle Neuroleptika (Haloperidol, Levomepromazin, Perazin) eingesetzt.

6.7.1 Warum Antipsychotika und nicht Stimmungsstabilisierer?

Bereits die Northwick Park Study aus dem Jahre 1988 (Johnstone et al. 1988) hat die Wirksamkeit von Neuroleptika belegt. In dieser Studie wurde das konventionelle Neuroleptikum Pimozid mit Lithium, einer Kombinationstherapie aus Pimozid und Lithium sowie einer Plazebogruppe bei „funktioneller Psychose" verglichen. Dazu wurden 120 schizophrene oder manische Patienten untersucht. Die Studie zeigte, dass Pimozid sowohl gegen affektive und psychotische Symptome effektiv war, Lithium dagegen nur bei affektiven Symptomen.

Allerdings treten bei der Behandlung unter konventionellen Neuroleptika häufiger noch als in der Behandlung schizophrener Patienten bei bipolaren Patienten extrapyramidalmotorische Störungen (EPMS) und Spätdyskinesien auf.
❖ Etwa 80% der behandelten Patienten entwickeln ein Parkinsonoid
❖ Rund 65% zeigen akute Akathisien
❖ Bei zirka 25–45% werden Spätdyskinesien beobachtet.

Die Prävalenz der Spätdyskinesien liegt damit dreimal höher als bei schizophrenen Patienten. Dies wird möglicherweise auch durch den intermittierenden Gebrauch der eingesetzten Medikamente verursacht (Mukherjee et al. 1986, Benkert u. Hippius 1996, Brüne 1999).

Zunehmend werden daher atypische Neuroleptika eingesetzt, z. B. Olanzapin, das neben der Behandlung der Manie auch die Zulassung zur Phasenprophylaxe hat, aber auch Risperidon und Quetiapin, die zur Behandlung manischer Episoden im Rahmen bipolarer Störungen zugelassen sind.

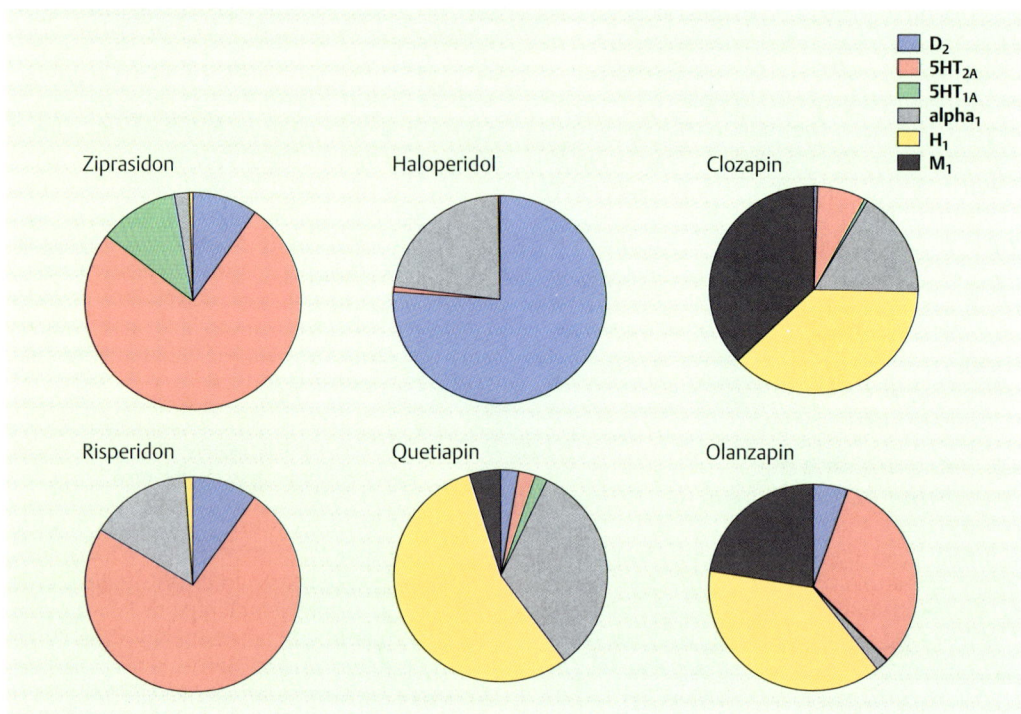

Abb. 6.5 Relative Rezeptor-Affinitäten. Rezeptorprofil atypischer Neuroleptika.

Heute steht insgesamt ein ganzes Repertoire an atypischen Neuroleptika zur Verfügung, die je nach Rezeptorprofil grob in zwei verschiedene Gruppen unterteilt werden können. Neuroleptika, die dem Profil von Clozapin nahe kommen, wie Olanzapin und Quetiapin, bzw. Neuroleptika, bei denen der D_2-Antagonismus und 5-HT_2-Antagonismus im Vordergrund steht, wie Risperidon und Ziprasidon (Abb. 6.5).

6.8 Studienlage

Die medikamentöse Therapie bipolarer Störungen wurde lange Zeit, nach wissenschaftlichen Kriterien betrachtet, nur unzureichend untersucht. Ein Problem waren unter anderem bisher die verschiedenen Klassifikationssysteme und Definitionen sowie die bestehenden Komorbiditäten. Bei der Betrachtung von Studienergebnissen müssen daher die jeweiligen Ein- und Ausschlusskriterien kritisch berücksichtigt werden. Dabei sollte auch stets überlegt werden, inwieweit die Studienergebnisse der ausgewählten Kollektive tatsächlich repräsentativ für die betroffenen Patienten sind.

In den letzten Jahren wurde jedoch eine Vielzahl von Studien mit atypischen Neuroleptika veröffentlicht, die im Folgenden auszugsweise dargestellt werden sollen.

6.9 Monotherapie mit Olanzapin bei akuter Manie

Olanzapin ist seit 2002 in Deutschland zur Behandlung der akuten Manie zugelassen. Hierfür wurden zwei große doppelblinde, plazebokontrollierte Studien (Studie I über drei Wochen, Studie II über vier Wochen) mit akut manischen Patienten durchgeführt. Die Olanzapin-Dosierung lag zwischen 5–20 mg/Tag. In Studie I wurden initial 10 mg eingesetzt, in Studie II 15 mg. In der Anfangsphase konnte bei Bedarf zusätzlich Lorazepam verabreicht werden (Tohen et al. 1999 und 2000b).

Insgesamt waren in diese beiden Studien 254 Patienten mit Bipolar-I-Störung nach den DSM-

Tabelle 6.2 Doppelblinde plazebokontrollierte Studien mit Olanzapin bei akuten Manien: Patientenmerkmale (nach Tohen et al. 1999 und 2000b)

	Studie I (n = 139)	Studie II (n = 115)
Durchschnittsalter (Jahre)	40	39
männlich	52 %	50 %
kaukasisch	73 %	80 %
bipolar manisch	83 %	57 %
bipolar gemischt	17 %	43 %
psychot. Merkmale	53 %	56 %

Gesamtteilnehmerzahl an plazebokontrollierten Olanzapin-Studien: 254. Keine signifikanten demografischen oder Krankheitsunterschiede zwischen Olanzapin- und Plazebogruppen

werden (Abb. 6.6). Einschränkend muss jedoch gesagt werden, dass sich nach einer Woche die Patienten nur um durchschnittlich 30 % des Ausgangswerts besserten, das heißt von einem durchschnittlichen Score von 30 Punkten zu Studienbeginn auf etwa 20 Punkte (Studie II).

In diesen Studien wurde außerdem sowohl bei nicht-psychotischen als auch bei psychotischen Patienten eine vergleichbare YMRS-Veränderung beobachtet. In den beiden Zulassungsstudien mit Olanzapin wurden die Patienten mit und ohne psychotische Symptome getrennt analysiert. Zwischen diesen beiden Gruppen zeigte sich kein signifikanter Unterschied in der Wirksamkeit, das heißt, die Wirksamkeit der atypischen Antipsychotika bei diesen Erkrankungen hängt offensichtlich nicht vom Vorhandensein psychotischer Symptome ab. Auch Patienten mit nichtpsychotischen Symptomen profitieren von der Behandlung.

IV-Kriterien mit manischen oder gemischten Episoden eingebunden. Die Patientencharakteristika sind in Tab. 6.2 gezeigt.

In beiden Studien schnitt Olanzapin signifikant besser ab als Plazebo, obwohl eine relativ hohe Plazeboresponse vor allem in der zweiten Studie beobachtet wurde. Die Studien mit Olanzapin können jedoch als Nachweis für die Wirksamkeit von Olanzapin bei diesen Patienten gewertet werden. Sie zeigen darüber hinaus einen relativ frühen Wirkeintritt. Bereits nach einer Woche konnte eine signifikante Reduktion des Young Mania Rating Scale (YMRS)-Gesamtscores im Vergleich zur Plazebogruppe nachgewiesen

6.10 Monotherapie mit Risperidon bei akuter Manie

Bis heute wurden auch drei plazebokontrollierte Monotherapiestudien zur Wirksamkeit von Risperidon bei bipolaren Patienten veröffentlicht (Segal et al. 1998, Hirschfeld et al. 2003a,b).

Bereits 1998 untersuchten Segal et al. die Monotherapie mit Risperidon bei manischen Patienten im Vergleich zu einer Behandlung mit Haloperidol und Lithium. Die Wirksamkeit von Risperidon war in dieser Studie mit der von Haloperidol und Lithium vergleichbar (Segal et al. 1998).

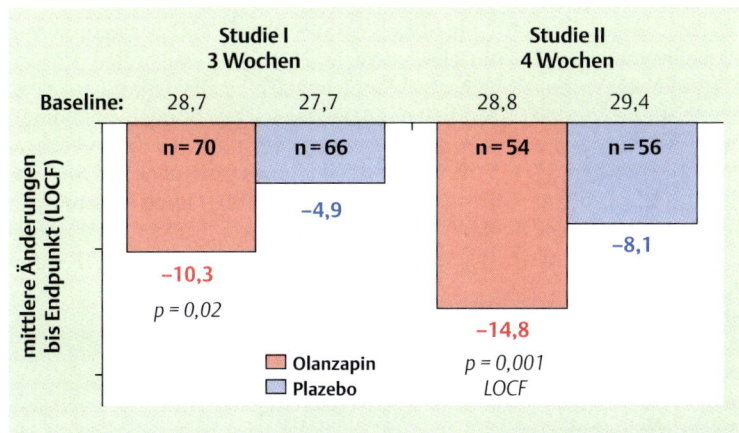

Abb. 6.6 Manie: Olanzapin-Gruppe zeigte größere Verbesserungen im YMRS-Gesamtscore (nach Tohen et al. 1999, 2000b).

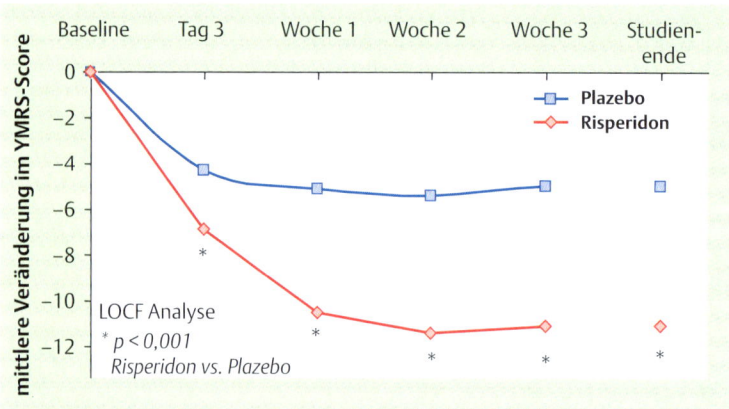

Abb. 6.7 Risperidon vs. Plazebo: YMRS-Punktwertveränderung (nach Hirschfeld et al. 2003 a).

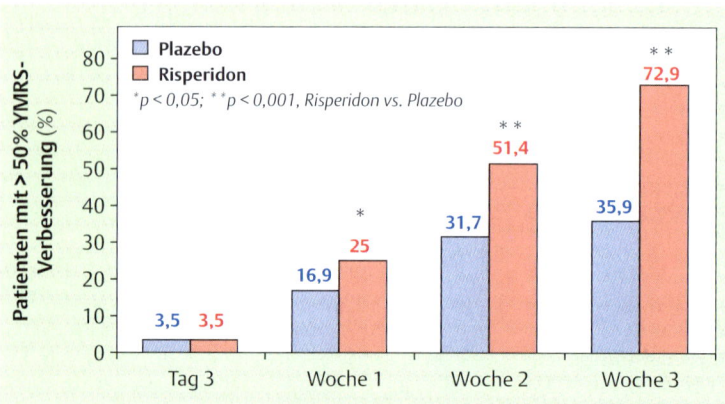

Abb. 6.8 RIS-IND-002: Anteil der Patienten mit >50% Verbesserung im YMRS im Vergleich zum Ausgangswert (nach Hirschfeld et al. 2003 b).

Eine dreiwöchige amerikanische Monotherapiestudie (RIS-USA-239) zeigte bereits ab dem dritten Behandlungstag eine signifikante Besserung der mit Risperidon behandelten Patienten im Vergleich zur Plazebogruppe hinsichtlich der YMRS-Punktwertveränderung (Abb. 6.7) (Hirschfeld et al. 2003 a).

Beeindruckende Ergebnisse lieferte auch eine indische Studie (RIS-IND-002) mit Risperidon (Hirschfeld et al. 2003 b). In dieser Studie wurden schwer manische Patienten untersucht, die am Beginn der Therapie einen YMRS-Score von 37 aufwiesen – damit im Schnitt 10 Punkte höher als die Patienten in den meisten anderen Studien. Rund 50% der Patienten wiesen auch psychotische Symptome auf. Insgesamt verbesserten sich die Patienten innerhalb von drei Wochen durchschnittlich um 22 Punkte auf der YMRS-Skala im Vergleich zu den Ausgangswerten. Dies ist ein klinisch relevantes Ergebnis, das bisher in keiner einzigen kontrollierten Maniestudie gesehen wurde. Die Patienten in dieser Studie haben sich nicht nur signifikant verbessert, sondern waren zum Teil nach Studienende (drei Wochen) sogar vollständig remittiert. Drei von vier Patienten (72,9%) verbesserten sich im Studienzeitraum um mindestens 50% (Abb. 6.8, Tab. 6.3).

In dieser Studie wurde eine Dosierung von durchschnittlich 5,6 mg/Tag eingesetzt. Im Gegensatz hierzu wurden in den amerikanischen Studien nur 4 mg/Tag vorgeschrieben. In der indischen Studie wurden vermutlich aufgrund der relativ hohen Behandlungsdosis bei etwa 35% der Patienten leichte bis mittelgradige extrapyramidale Nebenwirkungen (EPS) beobachtet (Tab. 6.4).

Tabelle 6.3 Patientencharakteristika RIS-IND-002

Characteristika	Plazebo	Risperidon	Gesamt
manisch, n (%)	136 (94,4)	142 (97,3)	278 (95,9)
mixed, n (%)	8 (5,6)	4 (2,7)	12 (4,1)
Ausgangswert Gesamt-YMRS, im Mittel (SE)	37,4 (0,66)	37,0 (0,66)	37.2 (0,46)
mit psychotischen Merkmalen, n (%)	83 (57,6)	88 (60,3)	171 (59,0)
ohne psychotische Merkmale, n (%)	61 (42,4)	58 (39,7)	119 (41,0)

Tabelle 6.4 Dosierungsschema (RIS-IND-002)

	Plazebo	Risperidon
N	144	146
durchschnittliche Behandlungsdauer in Tagen (SE)	17,9 (0,46)	19,9 (0,31)
Medianwert der Behandlungsdauer in Tagen (min; max)	21 (1; 22)	21 (4; 23)
durchschnittliche Dosierung in mg (SE)	0	5,6 (0,08)
Medianwert der Dosierung in mg (min; max)	0	6 (1; 6)

6.11 Monotherapie mit Ziprasidon bei akuter Manie

Ziprasidon konnte ebenfalls seine Wirksamkeit bei bipolaren Störungen belegen. In einer Studie mit insgesamt 197 Patienten, in der 131 Patienten Ziprasidon und 66 Plazebo erhielten, wurde bereits ab dem zweiten Tag ein signifikanter Unterschied zwischen beiden Gruppen beobachtet (Keck et al. 2003).

6.12 Monotherapie mit Quetiapin bei akuter Manie

In letzter Zeit wurden auch mehrere Monotherapiestudien mit Quetiapin durchgeführt, deren überwiegend positiven Ergebnisse bisher in Posterform präsentiert wurden.

6.13 Studien mit atypischen Neuroleptika bei Rapid Cycling

Patienten mit Rapid Cycling (d. h. ≥ 4 Episoden in den vorangegangenen 12 Monaten) sprechen in der Regel schlechter auf eine Lithiumbehandlung oder andere Stimmungsstabilisierer an. Offensichtlich scheinen diese Patienten jedoch von atypischen Neuroleptika zu profitieren. Eine Subanalyse der Studiendaten mit Olanzapin zeigte, dass auch Patienten mit Rapid Cycling in der akuten Manie ähnlich gut wie Nicht-Rapid-Cycling-Patienten auf die Behandlung ansprechen (Tohen et al. 1999 und 2000 a/b). In diese Richtung deuten auch Ergebnisse einer offenen Untersuchung mit Quetiapin (Vieta et al. 2002).

6.14 Kombinationstherapie

Die meisten bipolaren Patienten erhalten jedoch keine Monotherapie, sondern eine Kombinationstherapie. Die Untersuchung der Stanley Foundation zeigte, dass von 258 Patienten in einer prospektiven 1-Jahres-Untersuchung weniger als 7 % der Patienten in Monotherapie behandelt wurden. Mehr als drei Viertel der Patienten erhielten sogar drei oder mehr Medikamente gleichzeitig (Abb. 6.9). Die Kombinationstherapie (Add-on von Neuroleptika zu Stimmungsstabilisierern) wurde bereits in mehreren Studien untersucht.

6.14.1 Olanzapin und Stimmungsstabilisierer

In einer Studie von Tohen et al. wurde die Kombinationstherapie von Olanzapin zusätzlich zu einem Stimmungsstabilisierer (Valproat oder Lithium) mit einer Monotherapie dieser Stimmungsstabilisierer verglichen (Tohen et al. 2002 a/b).

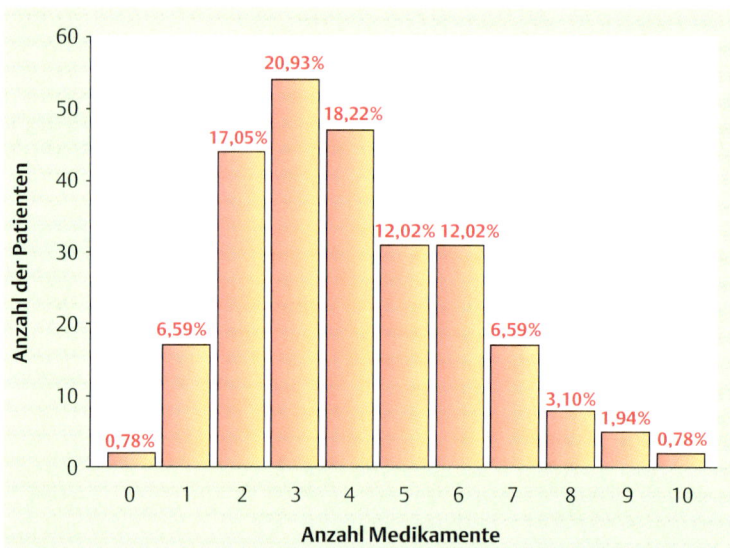

Abb. 6.9 Kombinationstherapie – Regel statt Ausnahme: Durchschnittliche Anzahl der Medikamente bei 258 SFBN-Patienten (Prospektive 1-Jahres-Untersuchung der Stanley Foundation).

Die Patienten unter einer Olanzapin-Kotherapie (n = 220) wiesen signifikant größere mittlere Verbesserungen bei den YMRS-Gesamtscores auf als die Patienten mit Valproat- bzw. Lithium-Monotherapie (n = 114).

Dabei zeigte sich außerdem, dass auch die Patienten, bei denen eine gemischte Episode vorlag, von der Olanzapin-Kotherapie profitierten: die Olanzapin-Kotherapie führte zu signifikant größeren Verbesserungen des YMRS-Gesamtscores als die Monotherapie.

Analoges wurde für Patienten mit und ohne psychotischen Symptomen beobachtet. Auch bei Patienten ohne psychotische Symptome verbesserten sich die Patienten unter der Kombinationstherapie signifikant stärker als die Patienten unter Monotherapie.

6.14.2 Risperidon und Stimmungsstabilisierer

Unter Risperidon wurde ein deutlicher Benefit der Patienten durch eine Add-on-Therapie zu einem Stimmungsstabilisierer (Lithium, Valproat oder Carbamazepin) beobachtet. Zwei doppelblinde, plazebokontrollierte Studien zeigten, dass die zusätzliche Gabe von Risperidon der Monotherapie signifikant überlegen war (Yatham 2003, Sachs et al. 2002b). Bereits nach einer Woche verbesserte sich die Symptomatik unter Risperidon (durchschnittliche Dosierung ca. 4 mg/die) signifikant. Auch in dieser Studie war die Verbesserung der manischen Symptome unabhängig vom Vorliegen psychotischer Symptome, Patienten mit und ohne psychotischen Symptomen respondierten vergleichbar gut auf die Behandlung mit Risperidon.

6.14.3 Quetiapin und Stimmungsstabilisierer

Sachs et al. untersuchten in einer Add-on-Studie die Wirksamkeit von Quetiapin versus Plazebo als Add-on zu Stimmungsstabilisierern (Lithium oder Valproat) bei akuter Manie (Sachs et al. 2002a). Dabei verbesserten sich die Patienten, die zusätzlich Quetiapin erhalten hatten, nach drei Wochen signifikant stärker als diejenigen unter einer Monotherapie mit Stimmungsstabilisierern.

6.14.4 Effekt der Kombinationstherapie auf Depressivität

In der oben aufgeführten Kombinationstherapiestudie mit Olanzapin wurde als sekundärer Wirkparameter auch der Einfluss der Behandlung auf die Depressivität anhand des HAMD-21-Scores überprüft (Tohen et al. 2002 a/b). Dabei bestätigte sich die für Olanzapin und andere atypische Neuroleptika beschriebene Wirksamkeit auch bei depressiven Symptomen: Patienten, die eine Kombinationstherapie erhielten, zeigten signifikant größere Verbesserungen ihres HAMD-21-Gesamtscores als Patienten mit Monotherapie.

■ Merke: Viele konventionelle Neuroleptika führen dagegen im Gegensatz zu den atypischen Neuroleptika zu einer Depression. ■

6.15 Langzeittherapie mit atypischen Neuroleptika

Tohen et al. untersuchten die Langzeitbehandlung mit Olanzapin bei bipolaren Patienten versus einer Behandlung mit Lithium (Tohen et al. 2002 a/b). Dabei wurden zunächst alle Patienten stabil auf Olanzapin (5–20 mg/Tag) oder Lithium eingestellt und dann die Therapie über ein Jahr fortgeführt. In dieser Studie zeigte sich bei der Survivalanalyse bezüglich der Rückfallraten insgesamt kein signifikanter Unterschied zwischen der Olanzapinbehandlung und der Lithiumtherapie, allerdings schnitt Olanzapin tendenziell besser ab als Lithium (durchschnittliche Zeit bis zum Rückfall unter Olanzapin 303 Tage versus 207 Tage unter Lithium). Die Studie wurde jedoch nicht unter plazebokontrollierten Bedingungen durchgeführt. Sie deutet aber auf einen phasenprophylaktischen Effekt hin. Die Studie zeigte außerdem, dass beide Medikamente in der Langzeitprophylaxe vor allem bei manischen Patienten wirksam sind. Hinsichtlich des Übergangs von manischer in depressive Phasen wurde jedoch kein Unterschied zwischen den beiden Verumgruppen beobachtet.

Langzeitstudien mit anderen atypischen Neuroleptika stehen zurzeit noch aus.

6.16 Therapieempfehlungen

Die World Federation of Societies of Biological Psychiatry (WFSBP) hat aufgrund der vorliegenden Studienergebnisse bei bipolaren Störungen anhand von Evidenz-Kriterien 2002 ihre Empfehlungen zur Therapie bipolarer Störungen veröffentlicht (Grunze et al. 2002). Diese Empfehlungen beruhen auf einer MEDLINE- und EMBASE-Recherche, deren Ergebnisse von nationalen und internationalen Wissenschaftlern auf breiter Ebene diskutiert wurden. Die vorliegenden Evidenzniveaus wurden dabei je nach Studienlage in vier verschiedene Gruppen unterteilt (A–D) (Abb. 6.**10** und 6.**11**).

Nach diesen Empfehlungen bestehen insbesondere im Bereich der leichten bis mittelschweren Manie evidenzbasierte Hinweise der höchsten Kategorie für Lithium, Valproat und atypische Neuroleptika. Die Wirksamkeit dieser Substanzen wurde in plazebokontrollierten Studien eindeutig belegt. Sie sind daher nach den Empfehlungen der WFSBP als Mittel der ersten Wahl anzusehen. Die Studienlage zu Carbamazepin muss dagegen als deutlich schlechter beurteilt werden, da die Studienmethodik oft nicht dem heutigen Standard entspricht und die Studienergebnisse zum Teil uneinheitlich ausfallen.

Bei Kombinationstherapien lagen zum damaligen Zeitpunkt nur offene Studien und Kasuistiken vor. Das Evidenz-Niveau wurde daher als sehr niedrig beurteilt.

Bei ungenügender Response wird empfohlen, den Stimmungsstabilisierer zu wechseln bzw. wenn dies nicht ausreicht, mit einem weiteren Stimmungsstabilisierer oder einem Antipsychotikum zu kombinieren.

Bei schwerer Manie werden Lithium oder Valproat zunächst in Monotherapie empfohlen. Die Evidenz für Carbamazepin ist auch hier schwach. Spricht der Patient nicht adäquat auf diese Behandlung an, sollte mit einem zweiten Stimmungsstabilisierer, vorrangig mit einem Antikonvulsivum plus Lithium kombiniert werden.

Die neueren Erkenntnisse mit atypischen Neuroleptika weisen darauf hin, dass auch Patienten mit schwerer Manie von diesen Substanzen profitieren können. In einer Neuauflage der Therapieempfehlungen sollten daher auch bei dieser Indikation atypische Neuroleptika mitberücksichtigt werden.

(Ausführlich ist dieses Thema im Weißbuch der Deutschen Gesellschaft für Bipolare Störungen beschrieben worden. Herausgeber: Deutsche Gesellschaft für Bipolare Störungen e.V. [DGBS e.V.], ISBN 3-83114-520-2.)

6.17 Fazit

■ Atypische Neuroleptika haben ihre Wirksamkeit bei bipolaren Störungen, insbesondere bei Manie, eindeutig belegt. Zurzeit besteht aber dennoch erheblicher Forschungsbedarf. Völlig unzureichend sind neben der Prophylaxe auch die Kombinationstherapie untersucht, vor allem wenn man berücksichtigt, dass der Großteil der Patienten mehr als drei Medikamente gleichzeitig erhält. ■

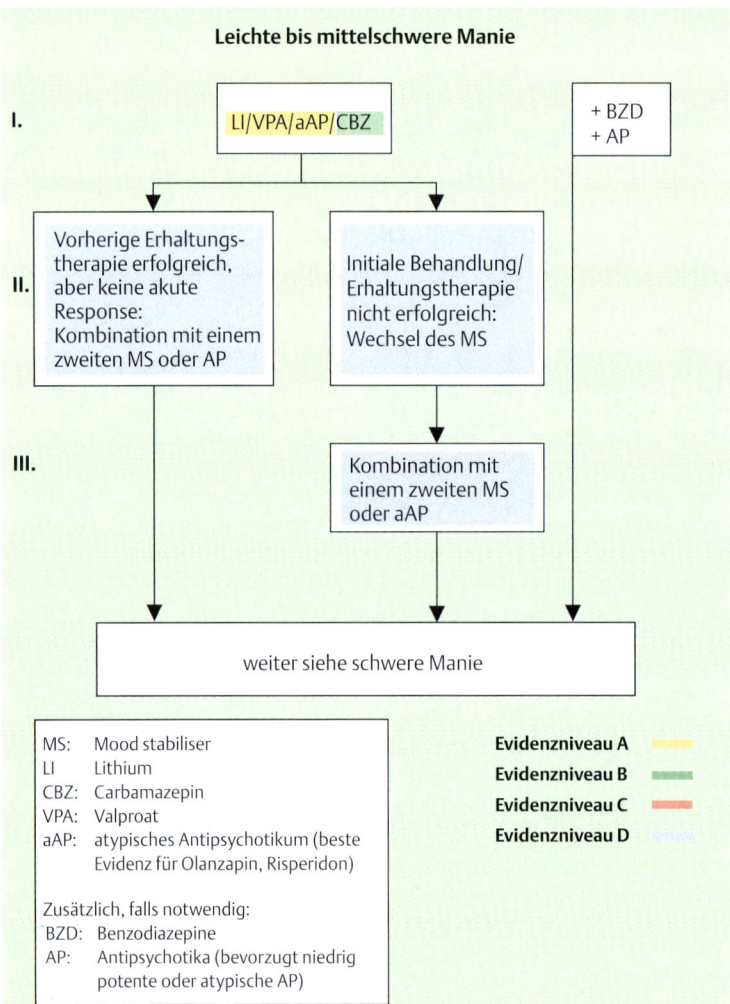

Abb. 6.**10** WFSBP Guidelines (nach Grunze et al. 2002).

Literatur

Angst J. The emerging epidemiology of hypomania and Bipolar II disorder. J Affect Disord 1998; 50: 143–151

Benkert O, Hippius H. Psychiatrische Pharmakotherapie. Berlin: Springer, 1996

Begley CE, Annegers JF, Swann AC, Lewis C, Coan S, Schnapp WB, Bryant-Comstock L. The lifetime cost of bipolar disorder in the US: an estimate for new cases in 1998. Pharmacoeconomics 2001; 19: 483–495

Bottlender R, Sato T, Jager M, Groll C, Strauss A, Moller HJ. The impact of duration of untreated psychosis and premorbid functioning on outcome of first inpatient treatment in schizophrenic and schizoaffective patients. Eur Arch Psychiatry Clin Neurosci 2002; 252: 226–231

Brüne M. The incidence of akathisia in bipolar affective disorder treated with neuroleptics – a preliminary report. J Affect Disord 1999; 53: 175–177

Dell'Osso L, Akiskal HS, Freer P, Barberi M, Placidi GF, Cassano GB. Psychotic and non-psychotic mixed states: comparisons with manic and schizoaffective disorders. Eur Arch Psychiatry Clin Neurosci 1993; 243: 75–81

DHEW. Medical Practice Project. A state of the science report for the office of the assistant secretary for the US Department of Health, Ed-

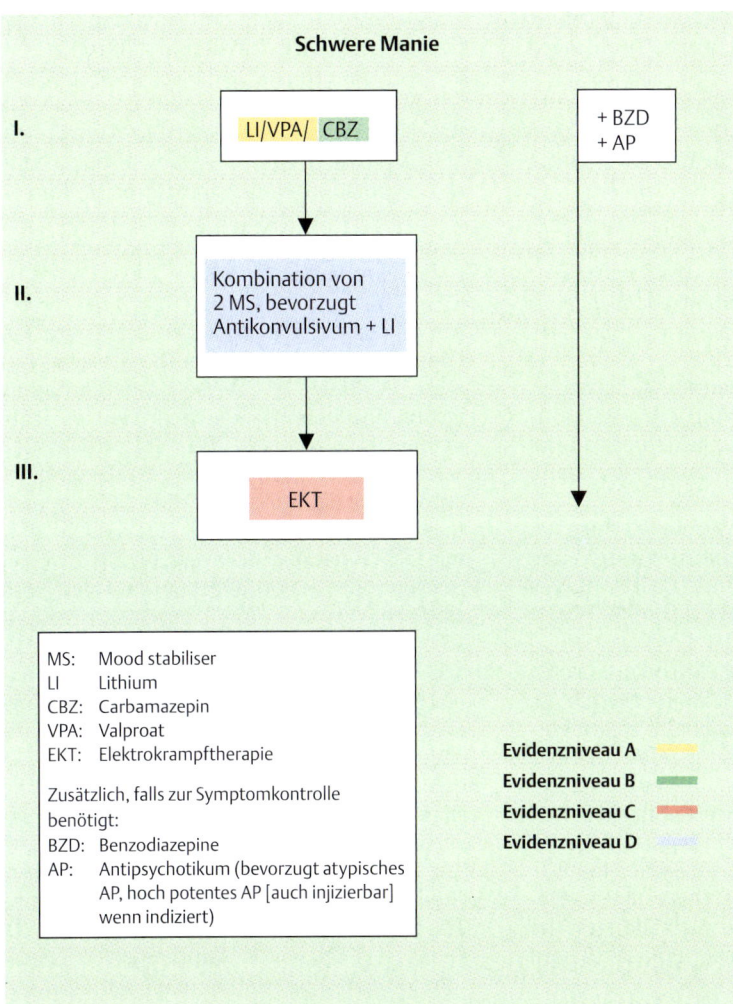

Abb. 6.11 WFSBP Guidelines (nach Grunze et al. 2002).

Literatur

ucation and Welfare. Baltimore, MD: Policy Research, 1979
Dilsaver SC, Chen YW, Swann AC, Shoaib AM, Tsai-Dilsaver Y, Krajewski KJ. Suicidality, panic disorder and psychosis in bipolar depression, depressive-mania and pure-mania. Psychiatry Res 1997; 73: 47–56
Ghaemi N, Sachs G, Goodwin FK. What is to be done? Controversies in the diagnosis and treatment of manic-depressive illness. World J Biol Psychiatry 2000; 1: 65–74
Goodwin FK, Jamison KR. Manic-Depressive Illness. Oxford: University Press, 1990
Grunze H, Kasper S, Goodwin G, Bowden C, Baldwin D, Licht R, Vieta E, Moller HJ, World Federation of Societies of Biological Psychiatry Task Force on Treatment Guidelines for Bipolar Disorders. World Federation of Societies of Biological Psychiatry (WFSBP) guidelines for biological treatment of bipolar disorders. Part I: Treatment of bipolar depression. World J Biol Psychiatry 2002; 3: 115–124
Himmelhoch JM, Garfinkel ME. Sources of lithium resistance in mixed mania. Psychopharmacol Bull 1986; 22: 613–620
Hirschfeld R, Karcher K, Grossman F, Kramer M. Risperidone monotherapy in acute bipolar mania. APA 2003 a; (NR424)
Hirschfeld R, Teck PE Jr, Karcher K, Kramer M, Grossman F. Rapid antimanic effect of Risperi-

done monotherapy: a 3-week multicenter, randomized, double-blind, placebo-controlled trial. Biol Psychiatry 2003 b; 53 (Suppl 202)

Johnstone EC, Cooling NJ, Frith CD, Crow TJ, Owens DG. Phenomenology of organic and functional psychoses and the overlap between them. Br J Psychiatry 1988; 53: 770–776

Keck PE Jr, Versiani M, Potkin S, West SA, Giller E, Ice K. Ziprasidone in Mania Study Group. Ziprasidone in the treatment of acute bipolar mania: a three-week, placebo-controlled, double-blind, randomized trial. Am J Psychiatry 2003; 160: 741–748

Kupfer DJ, Frank E, Grochocinski VJ, Luther JF, Houck PR, Swartz HA, Mallinger AG. Stabilization in the treatment of mania, depression and mixed states. Acta Neuropsychiatrica 2000; 12: 110–114

Lish JD, Dime-Meenan S, Whybrow PC, Price RA, Hirschfeld RM. The National Depressive and Manic-depressive Association (DMDA) survey of bipolar members. J Affect Disord 1994; 31: 281–294

McElroy SL, Frye M, Denicoff K, Altshuler L, Nolen W, Kupka R, Suppes T, Keck PE Jr, Leverich GS, Kmetz GF, Post RM. Olanzapine in treatment-resistant bipolar disorder. J Affect Disord 1998; 49: 119–122

Mukherjee S, Rosen AM, Caracci G, Shukla S. Persistent tardive dyskinesia in bipolar patients. Arch Gen Psychiatry 1986; 43: 342–346

Sachs G, Mullen JA, Devine NA. Quetiapine vs Placebo as Adjunct to Mood Stabilizer for the treatment of acute mania. Bipolar Disord 2002 a; 4 (Suppl): 133

Sachs GS, Grossman F, Ghaemi SN, Okamoto A, Bowden CL. Combination of a mood stabilizer with risperidone or haloperidol for treatment of acute mania: a double-blind, placebo-controlled comparison of efficacy and safety. Am J Psychiatry 2002 b; 159: 1146–1154

Segal J, Berk M, Brook S. Risperidone compared with both lithium and haloperidol in mania: a double-blind randomized controlled trial. Clinical Neuropharmacology 1998; 21: 176–180

Strakowski SM, McElroy SL, Keck PE Jr, West SA. Suicidality among patients with mixed and manic bipolar states. Am J Psychiatry 1996; 153: 674–676

Swann AC, Secunda SK, Katz MM, Croughan J, Bowden CL, Koslow SH, Berman N, Stokes PE. Specificity of mixed affective states: clinical comparison of dysphoric mania and agitated depression. J Affect Disord 1993; 28: 81–89

Tohen M, Chengappa KN, Suppes T, Zarate CA Jr, Calabrese JR, Bowden CL, Sachs GS, Kupfer DJ, Baker RW, Risser RC, Keeter EL, Feldman PD, Tollefson GD, Breier A. Efficacy of olanzapine in combination with valproate or lithium in the treatment of mania in patients partially nonresponsive to valproate or lithium monotherapy. Arch Gen Psychiatry 2002 c; 59: 62–69

Tohen M, Baker RW, Altshuler LL, Zarate CA, Suppes T, Ketter TA, Milton DR, Risser R, Gilmore JA, Breier A, Tollefson GA. Olanzapine versus divalproex in the treatment of acute mania. Am J Psychiatry 2002; 159: 1011–1017

Tohen M, Hennen J, Zarate CM Jr, Baldessarini RJ, Strakowski SM, Stoll AL, Faedda GL, Suppes T, Gebre-Medhin P, Cohen BM. Two-year syndromal and functional recovery in 219 cases of first-episode major affective disorder with psychotic features. Am J Psychiatry 2000 a; 157: 220–228

Tohen M, Jacobs TG, Grundy SL, McElroy SL, Banov MC, Janicak PG, Sanger T, Risser R, Zhang F, Toma V, Francis J, Tollefson GD, Breier A. Efficacy of olanzapine in acute bipolar mania: a double-blind, placebo-controlled study. The Olanzapine HGGW Study Group. Arch Gen Psychiatry 2000 b; 57: 841–849

Tohen M, Marneros A, Bowden CL, Calabrese J, Greil W, Koukopoulis A, Belmaker R, Jakobs TG, Robert MAS, Baker RW, Williamson D, Evans AR, Cassano GB. Olanzapine versus lithium in relapse prevention in bipolar disorder: a randomized double-blind controlled 12-month clinical trial (paper presentation). Bipolar Disord 2002 d; 4 (Suppl): 135

Tohen M, Sanger TM, McElroy SL, Tollefson GD, Chengappa KN, Daniel DG, Petty F, Centorrino F, Wang R, Grundy SL, Greaney MG, Jacobs TG, David SR, Toma V. Olanzapine versus placebo in the treatment of acute mania. Olanzapine HGEH Study Group. Am J Psychiatry 1999; 156: 702–709

Vieta E, Parramon G, Padrell E, Nieto E, Martinez-Aran A, Corbella B, Colom F, Reinares M, Goikolea JM, Torrent C. Quetiapine in the treatment of rapid cycling bipolar disorder. Bipolar Disord 2002; 4: 335–340

Yatham LN. Efficacy of atypical antipsychotics in mood disorders. J Clin Psychopharmacol 2003; 23 (Suppl): S9–S14

7 Persönlichkeitsstörungen

Sabine C. Herpertz

7.1 Einleitung

Die Definition des Begriffs „Persönlichkeitsstörungen" setzt voraus, sich zunächst mit dem umfassendsten Terminus dieses Feldes „Persönlichkeit" zu beschäftigen. Im psychologischen und psychiatrisch/psychotherapeutischen Verständnis bedeutet Persönlichkeit die Summe aller psychischen Eigenschaften und Verhaltensbereitschaften, die dem Einzelnen seine eigentümliche, unverwechselbare Individualität verleihen. Das komplexe Konstrukt bezieht im einzelnen Merkmale des Wahrnehmens, Denkens, Fühlens sowie der interpersonellen Beziehungsgestaltung mit ein. Die Persönlichkeit wird als Ergebnis einer einzigartigen Geschichte von Wechselwirkungen zwischen konstitutionellen (i. e. genetischer Ausstattung, Temperament) und biographischen (i. e. Beziehungs- und Lerngeschichte) Faktoren angesehen. Die Komplexität des Persönlichkeitsbegriffes legt nahe, dass es einen großen Normalbereich variierender Persönlichkeitseigenschaften gibt. Stehen einzelne Persönlichkeitszüge dominant im Vordergrund, spricht man auch von akzentuierter Persönlichkeit. Hier empfiehlt es sich, diese Persönlichkeitszüge genauer zu beschreiben, ohne den Begriff der Persönlichkeitsstörung zu verwenden. Von diesen müssen die psychiatrisch relevant werdenden Persönlichkeitsstörungen abgegrenzt werden, wie sie im ICD-10 (WHO, deutsche Version 1994) und DSM-IV (APA, deutsche Version 1996) in Form von Kriterienlisten operationalisiert sind.

Da es Unterschiede zwischen den gebräuchlichen Definitionen nach DSM-IV und ICD-10 gibt, sollen diese vorgestellt werden, bevor auf die Therapie mit atypischen Neuroleptika eingegangen wird.

7.2 Definition der Persönlichkeitsstörung nach DSM-IV

■ Persönlichkeitszüge stellen überdauernde Formen des Wahrnehmens, der Beziehungsgestaltung und des Denkens über die Umwelt und über sich selbst dar. Sie kommen in einem breiten Spektrum sozialer und persönlicher Situationen und Zusammenhänge zum Ausdruck. Nur dann, wenn Persönlichkeitszüge unflexibel und unangepasst sind und in bedeutsamer Weise zu Funktionsbeeinträchtigungen oder subjektivem Leiden führen, bilden sie eine Persönlichkeitsstörung.

Persönlichkeitsstörungen sind ein überdauerndes Muster von innerem Erleben und Verhalten, das zu klinisch bedeutsamem Leid oder Funktionsbeeinträchtigungen führt. ■

1. Dieses weicht merklich von den Erwartungen der soziokulturellen Umgebung ab und macht sich in mindestens zwei der folgenden Bereiche bemerkbar: Denken, Affektivität, Beziehungsgestaltung oder Impulskontrolle.
2. Dieses überdauernde Muster ist in einem weiten Bereich persönlicher und sozialer Situationen unflexibel und tiefgreifend.
3. Es führt in klinisch bedeutsamer Weise zu Leiden oder zu Beeinträchtigungen in sozialen, beruflichen oder anderen wichtigen Funktionsbereichen.
4. Das Muster ist stabil und langdauernd und sein Beginn kann zumindest bis zur Adoleszenz oder bis zum frühen Erwachsenenalter zurückverfolgt werden.
5. Das Muster kann nicht besser als Manifestation oder Folgeerscheinung einer anderen psychischen Störung erklärt werden und das Muster geht nicht auf die direkte körperliche Wirkung einer Substanz (z. B. Droge, Medikament, Exposition gegenüber einem Toxin) oder eines medizinischen Krankheitsfaktors (z. B. ein Kopftrauma) zurück.

7.3 Definition nach ICD 10

Sehr ähnlich definiert auch die ICD-10 die Persönlichkeitsstörungen. Diese umfassen tief verwurzelte, anhaltende Verhaltensmuster, die sich in starren Reaktionen auf unterschiedliche persönliche und soziale Lebenslagen auszeichnet. Dabei finden sich deutliche Abweichungen von kulturell erwarteten und akzeptierten Normen im
* Wahrnehmen
* Denken
* Fühlen
* Impulskontrolle
* und in zwischenmenschlichen Beziehungen.

Diese Abweichungen beginnen in der Kindheit oder Adoleszenz und halten bis ins Erwachsenenleben an. Sie sind so ausgeprägt, dass das daraus resultierende Verhalten in vielen persönlichen und sozialen Situationen unflexibel, unangepasst oder auch auf andere Weise unzweckmäßig ist (nicht begrenzt auf einen speziellen „triggernden" Stimulus oder eine bestimmte Situation).

Persönlicher Leidensdruck und nachteiliger Einfluss auf die soziale Umwelt oder beides sind deutlich dem beschriebenen Verhalten zuzuschreiben.

Es muss nachgewiesen werden, dass die Abweichung stabil, von langer Dauer ist und im späten Kindesalter oder der Adoleszenz begonnen hat.

Die Abweichung darf nicht durch das Vorliegen oder die Folge einer anderen psychischen Störung des Erwachsenenalters erklärt werden können. Es können aber episodische oder chronische Zustandsbilder der Kapitel F0 bis F7 neben dieser Störung existieren oder sie überlagern.

Eine organische Erkrankung, Verletzung oder deutliche Funktionsstörung des Gehirns müssen als mögliche Ursachen für die Abweichung ausgeschlossen werden (falls eine solche Verursachung nachweisbar ist, darf nicht eine Persönlichkeitsstörung, sondern muss stattdessen die Kategorie F7 verwendet werden.)

7.4 Einteilung nach Cluster-Erkrankungen

In der amerikanischen Psychiatrie werden auf dem Gebiet der Persönlichkeitsstörungen drei Cluster, A, B und C, unterschieden:

Cluster A umfasst die paranoide, schizoide und schizotypische Persönlichkeitsstörung. Charakteristisch sind sonderbares und exzentrisches Verhalten, gedankliche Starre, verzerrte Interpretation der Umgebung, bei vermeintlichen Kränkungen oder Bedrohungen kann die Stimmung des Betroffenen schnell in Wut umkippen bis hin zu gewalttätigem oder querulatorischem Verhalten. Außerdem zeichnen sich Cluster-A-Störungen durch fehlende zwischenmenschliche Kontakte, gesteigertes Misstrauen sowie herabgesetzte emotionale Erlebnisfähigkeit aus.

Cluster B beinhaltet die histrionische, narzistische, antisoziale (nach DSM-IV; nach ICD-10: dissoziale) sowie die Borderline-Persönlichkeitsstörung. Menschen mit diesen Persönlichkeitsstörungen zeigen dramatisches, emotional betontes und launisches Verhalten. Sie zeichnen sich in der Regel durch Stimmungsschwankungen, Impulsivität aus mehr oder weniger gravierendem Anlass sowie durch übermäßig starke Wut bzw. zu geringe Kontrolle der Wut aus. Häufig besteht die Tendenz zu selbstschädigendem Verhalten sowie zur Fremdschädigung. Das Selbstwertgefühl ist wenig ausgeprägt. Die Betroffenen können nur schlecht mit Nähe und Distanz anderer Menschen oder mit Kritik umgehen.

Unter **Cluster C** werden die selbstunsichere, die anankastische sowie die dependente Persönlichkeitsstörung aufgeführt. Diese Patienten sind in der Regel durch Kritik oder Ablehnung leicht verletzlich. Sie sind andauernd angespannt und besorgt, haben ein geringes Selbstwertgefühl, übertreiben potenzielle Probleme oder Erkrankungen und haben ständig das Gefühl, hilflos zu sein und ihr Leben nicht selbstständig führen zu können. Sie sind im sozialen Kontakt verlässlich, z.T. aber auch übertrieben gewissenhaft und skrupulös.

7.5 Übersicht der verschiedenen Persönlichkeitsstörungen

Eine Übersicht der verschiedenen Persönlichkeitsstörungen ist in Tab. 7.1 gezeigt. Angegeben sind dort auch die unterschiedlichen Prävalenzen nach einer internationalen WHO-Untersuchung.

7.5 Übersicht der verschiedenen Persönlichkeitsstörungen

Tabelle 7.1 Übersicht der verschiedenen Persönlichkeitsstörungen mit Prävalenzangaben entsprechend der internationalen WHO-Untersuchung von 1994 in einem unausgewählten psychiatrischen Patientengut

Klassifikation/Prävalenz	Diagnosekriterien nach ICD-10 bzw. DSM-IV
Paranoide Persönlichkeitsstörung, „Streitsüchtiger", „Pseudoquerulant", „Expansive Persönlichkeit", „Fanatiker" (Prävalenz 2,4 %)	Übertriebene Empfindlichkeit bei Rückschlägen und Zurücksetzung; Neigung zu ständigem Groll wegen der Weigerung, Beleidigungen, Verletzungen oder Missachtungen zu verzeihen; Misstrauen oder starke Neigung, Erlebtes zu verdrehen, indem Handlungen anderer als feindlich oder verächtlich missgedeutet werden; streitsüchtiges und situationsunangemessenes Bestehen auf eigenen Rechten; ungerechtfertigtes Misstrauen gegenüber der sexuellen Treue des Partners, überhöhtes Selbstwertgefühl, ständige Selbstbezogenheit, Verschwörungstheorien
Schizotypische Persönlichkeitsstörung: kühl, zurückgezogen, Sonderling, distanziert (Prävalenz ca. 0,5–1,5 %)	Beziehungsideen (Botschaften, andere reagieren auf einen), seltsame Überzeugungen, magische Denkinhalte, die das Verhalten beeinflussen (Telepathie, „sechster Sinn"); ungewöhnliche Sinneswahrnehmungen, inkl. körperlicher Illusionen, keine guten Freunde und Vertraute (außer Verwandte); übertriebene soziale Ängste, oft mit paranoidem Hintergrund, ungewöhnliche Denk- und Redeweisen, Argwohn oder paranoide Vorstellungen; unangemessener oder eingeschränkter Affekt, Verhalten und Erscheinungsbild wirken seltsam, befremdlich oder exzentrisch
Schizoide Persönlichkeitsstörung: distanziert-kühl, scheu, einzelgängerisch, eingeschränkte Erlebnis- und Ausdrucksfähigkeit (Prävalenz 1,8 %)	Nur wenige Tätigkeiten bereiten Freude, Mangel an engen Beziehungen oder Freunden, Aktivitäten vorwiegend allein, kein oder geringes sexuelles Interesse, Mangel an engen Freunden oder Vertrauten (außer Verwandte), Gleichgültigkeit gegenüber Lob und Kritik, Gefühlskälte, Distanziertheit oder eingeschränkter Affekt
Histrionische Persönlichkeitsstörung: Dramatik, theatralisches Verhalten, affektive Labilität (Prävalenz 4,3 %)	Dramatisierung der eigenen Person, andauerndes Verlangen nach Aufregung, Anerkennung; fühlt sich nicht wohl, wenn er nicht im Mittelpunkt steht, Verhalten in Sozialkontakten unangemessen aufreizend bzw. sexuell provokativ; oberflächlicher und schnell wechselnder Ausdruck von Gefühlen, Aufmerksamkeitslenkung auf äußere Erscheinung; übertrieben impressionistischer Sprachstil, theatralisch, überschwängliche Gefühle zeigend; von anderen leicht zu beeinflussen, Wahrnehmung von Beziehungen als enger als sie sind
Narzisstische Persönlichkeitsstörung: Gefühle der Großartigkeit, der Überlegenheit, aber gleichzeitig in hohem Maße kränkbar (Prävalenz unter 1 %, wird in der ICD-10 nur im Anhang aufgeführt)	Übertriebenes, aber auch brüchiges Selbstwertgefühl; Phantasien über unbegrenzten Erfolg, Macht, Brillanz, Schönheit oder vollkommene Liebe; Glaube einzigartig zu sein und nur von wenigen (besonderen Personen) verstanden zu werden; Verlangen nach übermäßiger Bewunderung; Anspruchsdenken (z. B. Verlangen nach bevorzugter Behandlung); Ausnutzen zwischenmenschlicher Beziehungen, um eigene Ziele zu verwirklichen; mangelndes Einfühlungsvermögen in Bedürfnisse anderer, oft neidisch oder glaubt, beneidet zu werden, arrogante, überhebliche Verhaltensweisen und Einstellungen

Fortsetzung nächste Seite

Tabelle 7.1 Übersicht der verschiedenen Persönlichkeitsstörungen mit Prävalenzangaben entsprechend der internationalen WHO-Untersuchung von 1994 in einem unausgewählten psychiatrischen Patientengut *(Fortsetzung)*

Klassifikation/Prävalenz	Diagnosekriterien nach ICD-10 bzw. DSM-IV
Emotional instabile Persönlichkeitsstörung (Borderline-Typus bzw. impulsiver Typus): emotionale Instabilität, mangelnde Impulskontrolle, affektive Instabilität, dissoziative und pseudopsychotische Erlebnisweisen (Prävalenz 19,4%)	Deutliche Neigung, unerwartet und ohne Berücksichtigung der Konsequenzen zu handeln; wechselnde, instabile Stimmung; geringe Fähigkeit vorauszuplanen, explosives, oft gewalttätiges Verhalten, wenn impulsive Handlungen von anderen kritisiert oder behindert werden; intensiver Ärger; instabiles Selbstbild oder Selbstwahrnehmung, chronisches Gefühl innerer Leere; Neigung zu intensiven, aber unbeständigen Beziehungen; Suiziddrohungen; parasuizidales Verhalten oder Selbstverletzungen
Dissoziale Persönlichkeitsstörung: habituelle Delinquenz, Gefühlsarmut, impulsives Verhalten (Prävalenz 3%)	Dickfelliges Unbeteiligtsein gegenüber den Gefühlen anderer und Mangel an Empathie; Unfähigkeit zur Gesetzestreue; Neigung zu Falschheit, Lüge, Betrug, Unvermögen zu langfristigen Beziehungen sowie zum Erleben von Schuldbewusstsein und zum Lernen aus Erfahrung: Impulsivität und Planungsunfähigkeit; Aggressivität, Körperverletzungen
Selbstunsichere Persönlichkeitsstörung (nach DSM-IV: avoidant personality disorder): soziale Gehemmtheit, Selbstunsicherheit, Überempfindlichkeit gegenüber negativer Beurteilung (Prävalenz 15,2%)	Andauernde und umfassende Gefühle von Anspannung und Besorgtheit; Selbstwahrnehmung als unbeholfen, unattraktiv, anderen unterlegen; in sozialen Situationen ausgeprägte Sorge, kritisiert zu werden; Schwierigkeiten, sich auf andere einzulassen, wenn keine Sicherheit der Akzeptanz besteht; Vermeidung beruflicher und sozialer Aktivitäten aus Angst vor Kritik und Ablehnung
Dependente Persönlichkeitsstörung: Überzeugung, dass das eigene Leben nicht selbstständig geführt werden kann (Prävalenz 4,6%)	Schwierigkeiten, allein Entscheidungen zu treffen; benötigt viele Ratschläge und externe Bestätigung; andauernde Angst, verlassen zu werden; Unterordnung eigener Bedürfnisse unter die anderer Personen, zu denen Abhängigkeit besteht und unverhältnismäßige Nachgiebigkeit; Angst vor dem Alleinsein
Anankastische (zwanghafte) Persönlichkeitsstörung: gewissenhaft, rigide, genussunfähig (Prävalenz 3,6%)	Übermäßige Zweifel, Vorsicht, Skrupelhaftigkeit, Ordnung, Listen, Organisation und Plänen, so dass wesentliche Gesichtspunkte der Aktivität verloren gehen; Perfektionismus, der die Vollendung von Arbeiten verhindert; überhöhte Gewissenhaftigkeit

7.6 Diagnose

Für die Diagnostik der Persönlichkeitsstörungen stehen mittlerweile zahlreiche validierte und verlässliche Verfahren zur Verfügung, wie strukturierte und standardisierte Interviews, Fragebogen, Checklisten usw. Neben der kategorialen Diagnostik werden auch basale Persönlichkeitsdimensionen beschrieben. Sie wurden aus faktoriellen Analysen berechnet, bei denen die Fülle der auftauchenden Persönlichkeitszüge auf wenige wesentliche und kulturunabhängige Persönlichkeitsdimensionen zurückgeführt wird, aus denen sich die individuellen Ausformungen ableiten lassen. Beispielsweise erfasst das NEO-Fünf-Faktoren-Inventar (Borkenau u. Ostendorf, 1993) Neurotizismus, Extraversion, Verträglichkeit, Offenheit und Gewissenhaftigkeit. Der Sechs-Faktoren-Test (SFT) (von Zerssen 1994) bestimmt Neurotizismus, Extraversion, Aggressivität, Offenheit, Gewissenhaftigkeit und Frömmigkeit. Das Temperament- und Charakterinventar (TCI) (Cloninger et al. 1999) misst Schadensvermeidung, Neugierverhalten, Belohnungsverhalten, Beharrungsvermögen, Selbstlenkungsfähigkeit, Kooperativität und Selbsttranszendenz.

Für die reliable Diagnostik der Persönlichkeitsstörung nach ICD-10/DSM-IV eignen sich

u. a. die Internationale Diagnose Checkliste für Persönlichkeitsstörungen (Bronisch et al. 1995) und die Aachener Merkmalsliste für Persönlichkeitsstörungen (Sass u. Mende 1990), die jeweils auch in einer deutschen Fassung vorliegen.

7.7 Psychopharmakologische Behandlung

Das Gebiet der Persönlichkeitsstörungen ist auch heute noch ein Stiefkind der psychopharmakologischen Forschung. Dies ist vermutlich zum einen darauf zurückzuführen, dass die Persönlichkeitsstörungen traditionell als sehr zeitstabile Dispositionen angesehen werden: Man ging daher davon aus, dass sie generell einem therapeutischen Zugang nur beschränkt offen sind. Zum anderen wurde angenommen, dass es sich bei Persönlichkeitsstörungen um rein psychogene Störungen handelt, die ausschließlich psychotherapeutisch behandelt werden können.

Diese traditionellen Vorstellungen wurden in den letzten Jahren jedoch immer weiter verlassen. Gleichzeitig kam es zu einer Intensivierung der pharmakologischen Forschung. Allerdings wurden bis heute nur relativ wenige kontrollierte Studien durchgeführt. Die bisher vorliegenden Ergebnisse stammen zum größten Teil aus Anwendungsbeobachtungen.

7.8 Ansatzpunkte

Psychopharmakologische Interventionen beziehen sich vor allem auf Symptome, die sich auf Funktionsstörungen in den Bereichen Kognition, Affektivität, Impulskontrolle und interpersonelle Beziehungsgestaltung (vgl. ICD-Definition) zurückführen lassen.
- Kognition: Beziehungsideen, formale Denkstörungen, dissoziative Symptome
- Interpersonelle Beziehungsgestaltung: interpersonelle Sensitiviät
- Impulskontrolle: impulsives selbst- und fremdschädigendes Verhalten
- Affektivität: emotionale Instabilität, Ängstlichkeit, Depressivität.

Die Kognition kann heute mit Psychopharmaka insbesondere über ihre Wirkung auf Beziehungsideen, leichtere formale Denkstörungen, wie sie bei der schizotypischen Persönlichkeitsstörung auftreten, sowie ihre Wirkung auf dissoziative

Tabelle 7.2 Achse-1-Störungen, die häufig mit Persönlichkeitsstörungen assoziiert sind

- Impulskontrollstörungen
- Essstörungen: Bulimia nervosa
- Substanzabusus
- Aufmerksamkeitsdefizit-/Hyperaktivitätsstörung
- depressive Störungen: Major Depression, Dysthymie
- Angststörungen: soziale Phobie, posttraumatische Belastungsstörung
- Zwangsstörungen

Symptome beeinflusst werden. Eine weitere Möglichkeit bieten interpersonelle Beziehungsgestaltungen; vor allem die interpersonelle Sensitivität kann medikamentös verändert werden. Ein Hauptansatzpunkt von Psychopharmaka ist die Beeinflussung der Impulsivität sowie der Affektstörungen, die häufig bei Cluster-B-Persönlichkeitsstörungen beobachtet werden.

Darüber hinaus setzen Psychopharmaka an den häufig mit Persönlichkeitsstörungen assoziierten Achse-1-Störungen (Tab. 7.2) an:

Mindestens 70% der Patienten mit Persönlichkeitsstörungen weisen gleichzeitig eine Achse-1-Störung auf. Allerdings variiert dies je nach Art der Persönlichkeitsstörung. Sind Achse-1-Störungen mit der Persönlichkeitsstörung assoziiert, deutet dies häufig auf eine schlechtere Prognose hin. Andererseits können diese Patienten aber auch von einer Behandlung der Achse-1-Störungen profitieren.

Dabei bestehen für die aufgeführten Achse-1-Störungen jeweils eigene psychopharmakologische Ansätze. Beispielsweise stehen für depressive Störungen eine Vielzahl von Antidepressiva mit verschiedenen Wirkmechanismen zur Verfügung.

Bei der Durchführung klinischer Studien ergeben sich eine Reihe von methodischen Problemen (Tab. 7.3). Ein Problem liegt vor allem in der hohen Komorbidität mit Achse-1-Störungen. Die Verbesserung der Symptomatik kann nicht exakt auf die Wirkung eines Pharmakons auf die Persönlichkeitsstörung zurückgeführt werden, sondern eventuell auf die Verbesserung der begleitenden Achse-1-Störung. Zum Beispiel liegt bei einer emotional instabilen Persönlichkeitsstörung häufig gleichzeitig eine Major Depression

Tabelle 7.3 Methodische Probleme bei Medikamentenstudien

- hohe Komorbidität mit Achse-1-Störungen
- keine echten kategorialen Krankheitsentitäten
- Wahl der Instrumente zur Veränderungsmessung
- Beobachtungsdauer
- Vielfalt der Einflussfaktoren bei langer Beobachtungsdauer
- Compliance-Probleme, hohe Abbruchraten
- psychotherapeutische Beibehandlung

vor. Daher ist keine eindeutige Aussage darüber möglich, ob nur das begleitende depressive Syndrom verbessert wurde oder tatsächlich ein Kernsymptom der Persönlichkeitsstörung, in diesem Fall die affektive Instabilität.

Weiterhin bestehen bei den Persönlichkeitsstörungen keine echten, d. h. distinkte kategoriale Krankheitsentitäten. Es liegt eine relativ hohe Überlappung der verschiedenen Persönlichkeitsstörungen vor, so dass Patienten mit einer spezifischen Störung ohne Komorbidität die Ausnahme sind.

Ein weiteres Problem der Studien sind fehlende Messinstrumente und vor allem die sehr lange Beobachtungsdauer. Der Langzeitverlauf der Erkrankung wird durch externe Einflüsse bestimmt, z. B. einschneidende Lebensereignisse. Hinzu kommen hohe Compliance-Probleme in den Studien und entsprechend hohe Abbruchraten. Und nicht zuletzt werden viele Patienten auch psychotherapeutisch behandelt, so dass der Behandlungserfolg nicht klar zugeordnet werden kann.

Diese Probleme können ein weiterer Grund dafür sein, warum Persönlichkeitsstörungen bisher so wenig untersucht worden sind.

7.9 Rationale für atypische Neuroleptika

■ Ansätze für atypische Neuroleptika gibt es besonders bei der schizotypischen Persönlichkeitsstörung, die mit 0,5–1,5 % insgesamt eine relativ geringe Prävalenz hat, sowie bei den relativ häufigen Borderline- und dissozialen Persönlichkeitsstörungen (siehe Tab. 7.1). ■

Die Gabe von atypischen Neuroleptika bei der schizotypischen Persönlichkeitsstörung geht auf die Spektrumhypothese der Persönlichkeitsstörungen zurück. Die Arbeitsgruppe von Siever stellte bereits Ende der 1980er-Jahre die Hypothese auf, dass alle Cluster-A-Persönlichkeitsstörungen in einem Kontinuum zu schizophrenen Erkrankungen liegen und die kognitive Desorganisation mit ihnen gemein haben. Empirisch konnte dies jedoch weder für die paranoide noch für die schizoide Persönlichkeitsstörung eindeutig gezeigt werden. Schizotypische Persönlichkeitsstörungen weisen dagegen eine relativ gute Übereinstimmung mit der Spektrumhypothese auf.

Parallelen zwischen schizotypischer Persönlichkeitsstörung und schizophrenen Erkrankungen bestehen insbesondere in der psychopathologischen, neuropsychologischen und biologischen Befundlage. Sowohl Familien- und Zwillingsuntersuchungen (Kendler et al. 1984, Battaglia et al. 1995) als auch Studien über schizophrene „Marker" aus der Schizophrenieforschung (Störungen der Augenfolgebewegungen, des Arbeitsgedächtnisses und exekutiver Funktionen sowie psychophysiologischer Reaktionsmaße) sprechen für eine enge Verwandtschaft mit schizophrenen Erkrankungen. Hinsichtlich der vorliegenden Befunde aus der Bildgebung wurden viele Gemeinsamkeiten beobachtet, zum Teil aber auch widersprüchliche Ergebnisse, zum Beispiel hinsichtlich präfrontaler Funktionsstörungen.

Im Weiteren verweisen einzelne biologische Befunde bei der schizotypischen Persönlichkeitsstörung auf eine mögliche dopaminerge Störung. Die Arbeitsgruppe von Siever beobachtete beispielsweise eine Erhöhung von Homovanillinsäure in Liquor und Serum bei schizotypischen Persönlichkeiten im Vergleich zu einer entsprechenden Kontrollgruppe (Siever et al. 1991, 1993).

Auch theoretische Überlegungen sprechen für eine medikamentöse Beeinflussung des dopaminergen Systems: So wird die Aggressivität bei Borderline- und dissozialen Persönlichkeitsstörungen u. a. mit einer dopaminergen Hyperaktivität in Zusammenhang gebracht. Hier liegen insbesondere aus dem Tiermodell Hinweise vor, dass für das Persönlichkeitsmerkmal bzw. die basale Persönlichkeitsdimension des „Novelty Seeking" – also die Suche nach Neuem, nach Risiko, nach Erlebnissen – vor allem dopaminerge Projektionen aus dem basolateralen Amygdala-Kerngebiet und dem Nucleus accumbens verant-

Tabelle 7.4 Studien mit konventionellen Neuroleptika

	Probanden	n (Art der Studie)	Test-Medikation	Resultat
Montgomery u. Montgomery 1982	wiederholte Suizidversuche histrionische P. S. N = 12 Borderline P. S. N = 30	42 (offene Studie)	Flupenthixol 20 mg i. m. alle 4 Wochen	Häufigkeit von Suizidversuchen ↓
Goldberg et al. 1986	Borderline P. S. N = 17 paranoide P. S. N = 13 schizoide P. S. N = 20	50 (doppelblind, plazebokontrolliert)	Thioridazin 5–40 mg, 8,7 mg im Durchschnitt	Überlegenheit von Thioridazin für Wahn u. psychotisches Verhalten, aber nicht für Depression oder Wut
Cowdry u. Gardner 1988	Borderline P. S., alle mit gestörter Verhaltenskontrolle	16 (doppelblind, plazebokontrolliert)	Trifluoperazin 7,8 mg im Durchschnitt (von 7 Probanden drei Wochen lang genommen)	schlechte Verträglichkeit, Verhaltenskontrolle ↑ Angst und Depression ↓
Soloff et al. 1993 Cornelius et al. 1993	konsekutiv aufgenommene Patienten mit Borderline P. S.	36 38 34 (doppelblind, plazebokontrolliert)	Haloperidol < 6 mg/d Phenelzin < 90 mg/d Plazebo	Phenelzin überlegen gegenüber Haloperidol und Plazebo, hohe „drop-out" unter Haloperidol

wortlich sind. Dies deutet darauf hin, dass eine Blockade der Dopaminrezeptoren möglicherweise zu verringertem explorativen Verhalten und Verhaltensaktivierung auf Belohnungsreize hin und somit z. B. zu einer Abnahme des aggressiven Verhaltens führen kann.

Darüber hinaus spielt offensichtlich die serotonerge Rezeptorblockade der atypischen Neuroleptika bei der Borderline- und auch der antisozialen Persönlichkeitsstörung eine Rolle. Die 5-HT_{2A}- und zum Teil auch die 5-HT_{2C}-Rezeptorblockade werden mit einer antiaggressiven Wirkung sowie einer stimmungsregulierenden Wirkung in Zusammenhang gebracht. Dies legt die Gabe von serotonerg wirksamen Substanzen bei Persönlichkeitsstörungen mit selbst- und fremdschädigendem Verhalten nahe, wozu erste Daten aus kontrollierten Studien vorliegen.

Im Folgenden werden die bisherigen Studienergebnisse mit Neuroleptika bei Persönlichkeitsstörungen vorgestellt (siehe auch Tab. 7.4 bis 7.6).

7.10 Studienergebnisse zu Neuroleptika bei Persönlichkeitsstörungen

In den 1980er-Jahren wiesen die kontrollierten Studien u. a. von Goldberg et al. (Tab. 7.4) auf die Wirksamkeit niedrig dosierter konventioneller Neuroleptika bei schizotypischen und Borderline-Störungen hin. Insbesondere ausgeprägte Störungen in der perzeptiv-kognitiven Dimension, Zustände einer psychotischen Dekompensation, Suizidalität und anhaltende Dissoziation sprachen gut auf die Behandlung an. Aufgrund dieser Befunde wurden damals, obwohl viele Patienten die Behandlung aufgrund auftretender Nebenwirkungen abbrachen, emotional instabile und antisoziale Persönlichkeitsstörungen zunächst mit konventionellen Neuroleptika therapiert. Selbst heute werden einige Patienten noch mit hoch dosiertem Haloperidol behandelt. Allerdings wurde in diesen Studien aus den 80er-Jahren zwischen der schizotypischen und der Bor-

Tabelle 7.5 Studien mit atypischen Neuroleptika

	Probanden	N (Art der Studie)	Test-Medikation	Resultat
Frankenburg u. Zanarini 1993	Patienten mit Borderline P. S. und atypischer psychotischer Störung	15 (offene Studie)	Clozapin 253,3 ± 163,7 mg/d über 2–9 Monate	Reduktion in 12 der 18 erfassten Symptombereiche, CGI ↓ GAF ↑
Benedetti et al. 1998	Patienten mit Borderline P. S.	12 (offene Studie)	Clozapin 43,8 ± 18,8 mg/d über 16 Wochen	Depression, Impulsivität, affektive Instabilität, Suizidalität, Aggressivität ↓ GAF ↑
Schulz et al. 1999	Patienten mit Borderline P. S. und Dysthymie	9 (offene Studie)	Olanzapin	Depression, interpersonelle Sensitivität und Wut ↓
Zanarini u. Frankenburg 2001	Patientinnen mit Borderline P. S.	19 (doppelblind, plazebokontrolliert)	Olanzapin (10 Pat. über 6 Monate)	Angst, Paranoia, Wut interpersonelle Sensitivität ↓ Depression unbeeinflusst
Rocca et al. 2002	Patienten mit Borderline P. S. ohne Achse-1-Störung, keine Psychotherapie	15 (offene Studie)	Risperidon 3,27 mg/d im Mittel (12 P. über 8 Wo.)	Aggression, Misstrauen und Depression ↓ GAF ↑

Tabelle 7.6 Atypische Neuroleptika als Add-on-Therapie zu Antidepressiva

Shelton et al. 2001	wiederholte Episoden einer Major Depression ohne psychotische Symptome	28 Fluoxetin therapieresistente Pat. (doppelblind: Olanzapin + Plazebo Fluoxetin + Plazebo Fluoxetin + Olanzapin)	Fluoxetin: 60 mg Olanzapin 5–20 mg	unter Kombination stärkere Reduktion der depressiven Symptomatik als unter beiden Monotherapien
Stein et al. 2002	chronische PTBS	19 (doppelblind: SSRI + Olanzapin SSRI + Plazebo)	SSRIs Olanzapin: 15 mg im Mittel	stärkerer Rückgang von PTBS-Symptomen, Depression u. Schlafstörung unter Kombination

derline-Persönlichkeitsstörung noch nicht differenziert.

Aufgrund dieser Überlegungen sollten diese Studien aus den 80er Jahren heute nicht mehr für die Entscheidung der Therapieauswahl herangezogen werden. Dies zeigt auch die viel diskutierte Studie von Soloff (1993), in der Borderline-Patienten, die die DSM-III-R-Kriterien erfüllten, untersucht wurden. Die Patienten, die entweder bis zu 6 mg/Tag Haloperidol bzw. bis zu 90 mg/Tag Phenelzin oder Plazebo erhielten, schnitten unter Haloperidol deutlich schlechter ab als unter Phenelzin. Die Wirksamkeit von Haloperidol bei diesen Patienten lag auf Plazeboniveau.

7.10.1 Atypische versus typische Neuroleptika

Bereits 1993 wurden die ersten Studien mit atypischen Neuroleptika durchgeführt. In offenen Studien mit ca. 10–20 Patienten wurde unter Clozapin in unterschiedlichen Symptombereichen eine Reduktion der Symptomatik beobachtet – nicht nur in den Bereichen Pseudohalluzinationen oder dissoziatives Erleben, sondern auch in Symptombereichen, die sich auf die Impulsivität, die Aggressivität (Selbst- und Fremdaggressivität) sowie auf die emotionale Instabilität bezogen.

7.10.2 Atypische Neuroleptika

Auch die Wirkung der neueren atypischen Neuroleptika wurde bei Persönlichkeitsstörungen untersucht, allerdings bis auf eine plazebokontrollierte Studie ausschließlich in offenen Studien. Dabei konnte in allen Studien eine Besserung des Funktionsniveaus auf den verschiedenen Ebenen belegt werden.

Beispielsweise zeigte die offene Studie von Rocca et al. (Rocca et al. 2002) bei Borderline-Patienten (nach DSM-IV-Kriterien), die mit Risperidon behandelt wurden, eine signifikante Reduktion des Aggressionsniveaus. In dieser achtwöchigen Studie erhielten die Patienten durchschnittlich 3,27 mg/Tag. Obwohl komorbide Achse-1-Störungen wie depressive Erkrankungen und Angsterkrankungen ausgeschlossen waren, konnte außerdem eine Reduktion der depressiven Symptomatik beobachtet werden, wie anhand der 21-Item Hamilton-Rating-Skala für Depressionen bewertet wurde. Weiterhin zeigten die Patienten eine Verbesserung des Allgemeinzustands und des Antriebs.

Auch Borderline-Patienten mit „atypischer psychotischer Symptomatik" profitieren von der Behandlung. So belegte die 16-wöchige offene Studie mit Clozapin von Benedetti et al. (1998), dass bereits in den ersten drei Wochen nicht nur die psychotischen Symptome signifikant abnahmen, sondern es auch zu einer Verbesserung des allgemeinen Funktionsniveaus kam.

Eine offene (Schulz et al. 1999) sowie auch eine kontrollierte Studie mit Olanzapin (Zanarini und Frankenberg 2001) zeigten ebenfalls signifikante Verbesserungen gegenüber den Ausgangswerten bzw. gegenüber Plazebo. In diesen Studien konnte interessanterweise neben einer Minderung von Wut auch eine Verbesserung der interpersonellen Sensitivität nachgewiesen werden.

7.10.3 Atypische Neuroleptika als Adjuvans

In den letzten Jahren wurden auch zwei Studien zum Einsatz von atypischen Neuroleptika als Adjuvans bei depressiven Erkrankungen und posttraumatischen Belastungsstörungen durchgeführt, d.h. als Add-on zu selektiven Serotonin-Wiederaufnahmehemmern (SSRI). Beide Studien (Shelton et al. 2001, Stein et al. 2002) deuten darauf hin, dass die atypischen Neuroleptika in Kombination mit SSRIs zu einem stärkeren Rückgang der Symptome Depression und Schlafstörungen führen als die entsprechenden Monotherapien.

Patienten, die als Patienten mit chronischer Posttraumatischer Belastungsstörung (PTBS) diagnostiziert werden, erfüllen häufig auch die Kriterien einer Borderline-Persönlichkeitsstörung. Leider erfasst die Studie von Stein et al. (Stein et al. 2002) nicht, wie viele der PTBS-Patienten gleichzeitig eine Borderline-Persönlichkeitsstörung hatten. In der zwölfwöchigen Doppelblindstudie zeigte sich unter Olanzapin ein signifikanter Rückgang der PTBS-Symptomatik und außerdem eine Besserung der Depression sowie der Schlafsymptomatik.

Bisher liegt aber noch keine Studie vor, die direkt auf Persönlichkeitsstörungen eingeht. Dennoch könnten diese beiden Studien auch auf eine Relevanz bei Persönlichkeitsstörungen hindeuten. Zu dieser Fragestellung sollten daher weitere Studien durchgeführt werden.

7.11 Klinisches Prozedere – Therapieempfehlungen bei der Borderline-Persönlichkeitsstörung

Im Anschluss sollen hier kurz Therapie-Richtlinien bei der Borderline Persönlichkeitsstörung vorgestellt werden, die sich an die 2001 von der American Psychiatric Association (APA 2001) veröffentlichten Leitlinien anlehnen, aber auf die heutige Datenlage zu den atypischen Neuroleptika angepasst wurden, z.B. wurde in vielen Fällen die Empfehlung niedrigdosierter klassischer Neuroleptika durch atypische Neuroleptika ersetzt (Abb. 7.**1** und 7.**2**).

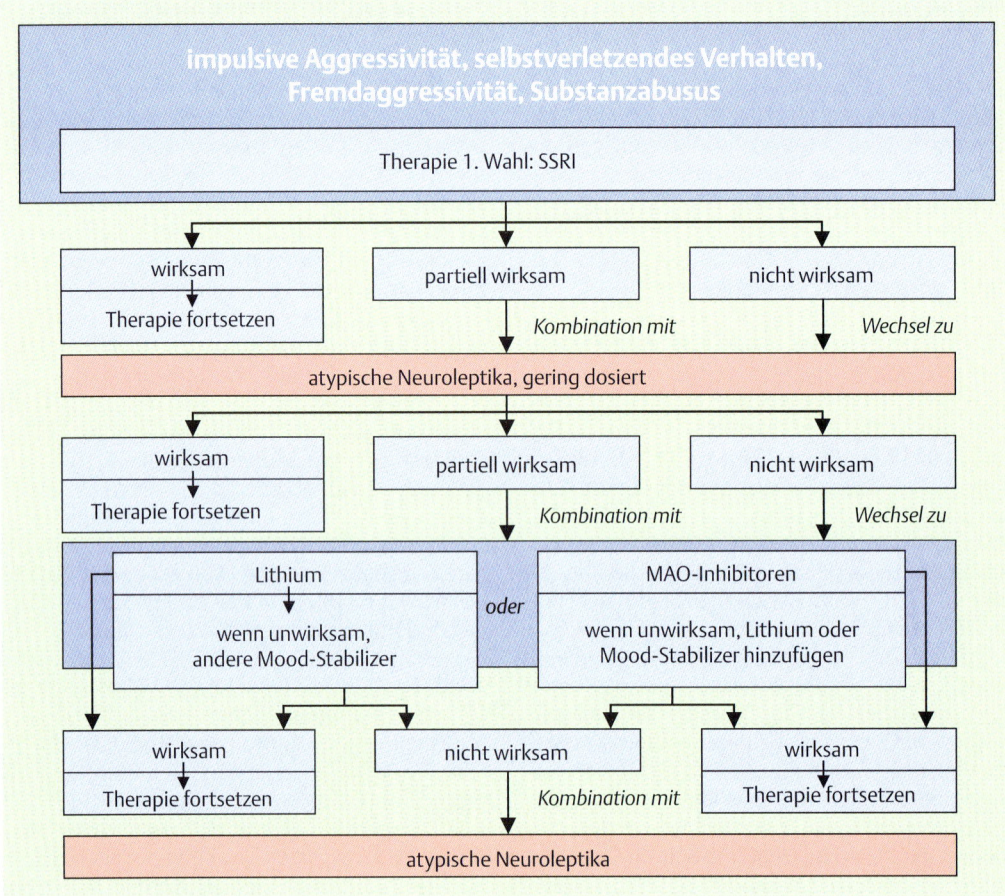

Abb. 7.1 Klinisches Prozedere bei Borderline-Persönlichkeitsstörungen (nach APA 2001).

7.11.1 Klinisches Prozedere

Im Vordergrund der Behandlung stehen impulsive Aggressivität und selbstverletzendes Verhalten, d. h. die Bereiche, die bei dieser Gruppe von Patienten die meisten Probleme verursachen. Die APA empfiehlt in diesem Fall, und dies entspricht auch der Evidenz aus kontrollierten Studien, die Serotonin-Wiederaufnahmehemmer als Mittel der ersten Wahl (APA 2001).

Sprechen die Patienten nicht oder nur partiell auf die Behandlung an, wird die Gabe von gering dosierten atypischen Neuroleptika empfohlen (APA 2001).

Wird auch hiermit keine adäquate Response erzielt, sollte eine Kombination mit Mood-Stabilizern und atypischen Neuroleptika erwogen werden, wie auch die neueren Arbeiten zur Wirksamkeit bei bipolaren Störungen und auch bei Bipolar-II-Störungen andeuten (APA 2001).

Da impulsive Aggressivität bei Borderline-Persönlichkeitsstörung aber in engem Zusammenhang mit affektiver Instabilität steht, sollte nach den Ergebnissen der neuen Studien überprüft werden, ob nicht bereits von Anfang an der Einsatz von atypischen Neuroleptika empfohlen werden kann. Hier sind jedoch noch kontrollierte Studien erforderlich.

Stehen bei der Symptomatik Misstrauen, Beziehungsideen, Derealisation, Depersonalisation, formale Denkstörungen, psychoseähnliche Symptome im Vordergrund, ist der Einsatz von niedrig dosierten konventionellen oder atypischen Neuroleptika zu empfehlen. Das heißt,

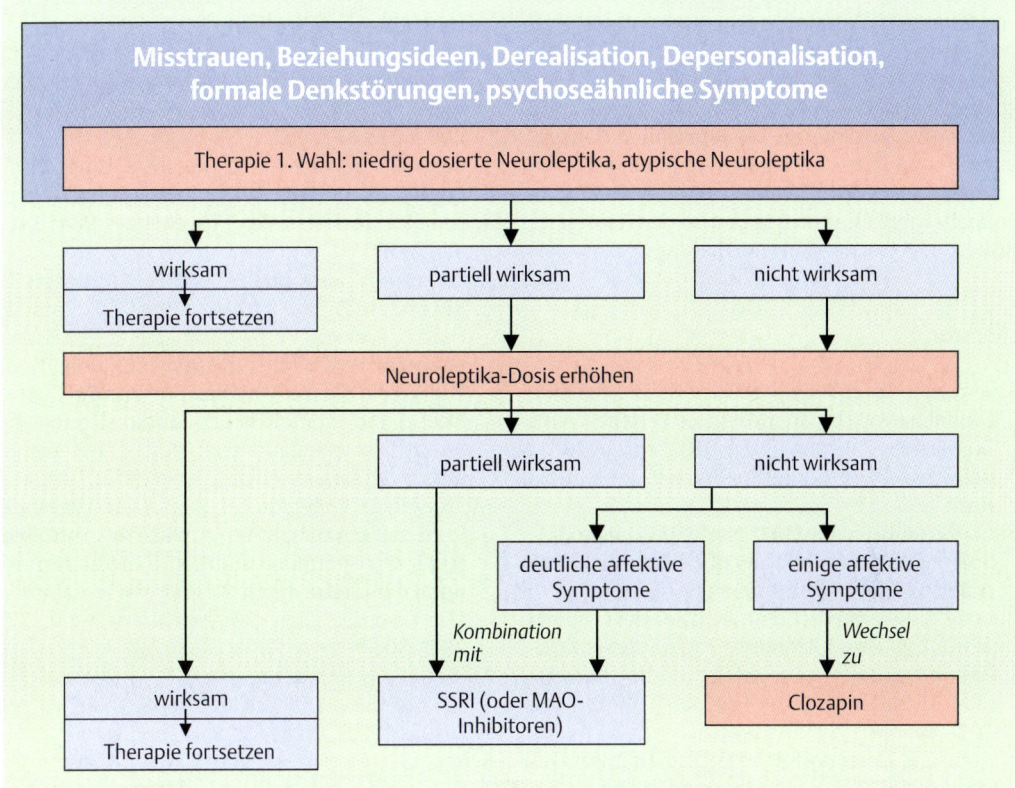

Abb. 7.2 Klinisches Prozedere bei Borderline-Persönlichkeitsstörungen (nach APA 2001).

treten auch schizotypische Symptome auf bzw. dominieren pseudo-psychotische Symptome, können atypische Neuroleptika zweifellos Medikament erster Wahl sein (Abb. 7.2). Kommen deutliche affektive Merkmale hinzu, schlägt die APA den Einsatz von Clozapin vor, zu dem 2001 die meisten Ergebnisse vorlagen (APA 2001).

7.11.2 Therapieplan für die Praxis

- Bei der Behandlung sollte der Stellenwert eines Pharmakons im Gesamtbehandlungsplan mit dem Patienten bereits zu Beginn der Therapie erörtert werden.
- Im Weiteren sollten mit dem Patienten die Zielsymptome einer medikamentösen Behandlung im Detail besprochen werden. Patienten mit Persönlichkeitsstörungen sind besonders empfindlich gegenüber Nebenwirkungen und sollten darüber gut aufgeklärt werden, weil die Therapie dann, auch wenn leichte Nebenwirkungen wie Sedierung auftreten, besser toleriert wird.
- Die Wirksamkeit sollte nach sechs Wochen überprüft werden.
- Bei Patienten mit Borderline-Persönlichkeitsstörung sind aufgrund von gehäuft auftretenden parasuizidalen Handlungen Präparate mit hohem Letalitätsrisiko im Falle der Überdosierung zu vermeiden.
- Suchterzeugende Psychopharmaka sind in Hinblick auf die häufige Komorbidität mit Suchterkrankungen zu vermeiden.
- Eine Kombinationstherapie sollte nur nach sorgfältiger Überlegung eingesetzt werden.

7.12 Fazit

■ Neue Studienergebnisse aus den letzten Jahren weisen darauf hin, dass der Einsatz von atypischen Neuroleptika insbesondere bei Patienten mit impulsiv-aggressiven Tendenzen einen vielversprechenden Behandlungsansatz darstellt. Vor allem für Borderline-Patienten wurde eine syndromorientierte differenzielle Pharmakotherapie bereits in ersten Studien bestätigt. Hier können perzeptiv-kognitive Auffälligkeiten und dissoziative Zustände ein weiteres Indikationsgebiet für atypische Neuroleptika darstellen.

Es besteht jedoch noch ein großer Bedarf an doppelt-kontrollierten Studien in der Akut- und insbesondere in der Langzeittherapie. ■

Literatur

American Psychiatric Association. Practice Guideline for the Treatment of Patients With Borderline Personality Disorder. 2001; www.psych.org/BorderlinePracticeGuideline.html

Battaglia M, Bernadeschi L, Franchini L, Bellodi L, Smeraldi E. A family study of schizotypical disorder. Schizophr Bull 1995; 21: 34–45

Benedetti F, Sforzini L, Colombo C, Maffei C, Smeraldi E. Low-dose clozapine in acute and continuation treatment of severe borderline personality disorder. J Clin Psychiatry 1998; 59: 103–107

Borkenau P, Ostendorf F. NEO-Fünf-Faktoren-Inventar (NEO-FFI) nach Costa und McCrae. Göttingen: Hogrefe, 1993

Bronisch T, Hiller W, Zaudig M, Mombour W. Internationale Diagnosen Checklisten für die DSM-III-R und ICD-10 Persönlichkeitsstörungen. Manual. Bern, Stuttgart, Toronto: Hans Huber, 1995

Cloninger CR, Przybeck TR, Svrakic DM, Wetzel R. Das Temperament- und Charakter Inventar (TCI). Richter J, Eisemann M, Richter G, Cloninger CR. Frankfurt/M.: Swets Test Services, 1999

Cornelius JR, Soloff PH, Perel JM, Ulrich RF. Continuation pharmacotherapy of borderline personality disorder with haloperidol and phenelzine. Am J Psychiatry 1993; 150: 1843–1848

Cowdry RW, Gardner DL. Pharmacotherapy of borderline personality disorder. Alprazolam, carbamazepine, trifluoperazine, and tranylcypromine. Arch Gen Psychiatry 1988; 45: 111–119

Frankenburg FR, Zanarini MC. Clozapine treatment of borderline patients: a preliminary study. Compr Psychiatry 1993; 34: 402–405

Goldberg SC, Schulz SC, Schulz PM, Resnick RJ, Hamer RM, Friedel RO. Borderline and schizotypal personality disorders treated with low-dose thiothixene vs placebo. Arch Gen Psychiatry 1986; 43: 680–686

Hirose S. Effective treatment of aggression and impulsivity in antisocial personality disorder with risperidone. Psychiatry Clin Neurosci 2001; 55: 161–162

Kendler KS, Masterson CC, Ungaro R, Davis KL. A family history of schizophrenia-related personality disorders. Am J Psychiatry 1984; 141: 424–427

Loranger AW, Sartorius N, Andreoli A, Berger P, Buchheim P, Channabasavanna SM, Coid B, Dahl A, Diekstra RF, Ferguson B et al. The International Personality Disorder Examination. The World Health Organization/Alcohol, Drug Abuse, and Mental Health Administration international pilot study of personality disorders. Arch Gen Psychiatry 1994; 5: 215–224

McDougle CJ, Epperson CN, Pelton GH, Wasylink S, Price LH. A double-blind, placebo-controlled study of risperidone addition in serotonin reuptake inhibitor-refractory obsessive-compulsive disorder. Arch Gen Psychiatry 2000; 57: 794–801

Montgomery SA, Montgomery D. Pharmacological prevention of suicidal behaviour. J Affect Disord 1982; 4: 291–298

Schulz SC, Camlin KL, Berry SA, Jesberger JA. Olanzapine safety and efficacy in patients with borderline personality disorder and comorbid dysthymia. Biol Psychiatry 1999; 46: 1429–1435

Stein MB, Kline NA, Matloff JL. Adjunctive olanzapine for SSRI-resistant combat-related PTSD: a double-blind, placebo-controlled study. Am J Psychiatry 2002; 159: 1777–1779

Rocca P, Marchiaro L, Cocuzza E, Bogetto F. Treatment of borderline personality disorder with risperidone. J Clin Psychiatry. 2002; 63: 241–244

Sass H, Mende M. Zur Erfassung von Persönlichkeitsstörungen mit einer integrierten Merkmalsliste gemäß DSM-IV und ICD-10. München: Profit-Verlag, 1990

Shelton RC, Tollefson GD, Tohen M, Stahl S, Gannon KS, Jacobs TG, Buras WR, Bymaster FP, Zhang W, Spencer KA, Feldman PD, Meltzer HY. A novel augmentation strategy for treating resistant major depression. Am J Psychiatry 2001; 158(1): 131–134

Siever LJ, Davis KL. A psychobiological perspective on the personality disorders. Am J Psychiatry 1991; 148: 1647–1658

Siever LJ, Amin F, Coccaro EF, Trestman R, Silverman J, Horvath TB, Mahon TR, Knott P, Altstiel L, Davidson M et al. CSF homovanillic acid in schizotypical personality disorder. Am J Psychiatry 1993; 150: 149–151

Soloff PH, Cornelius J, George A, Nathan S, Perel JM, Ulrich RF. Efficacy of phenelzine and haloperidol in borderline personality disorder. Arch Gen Psychiatry 1993; 50: 377–385

von Zerssen D. Persönlichkeitszüge als Vulnerabilitätsindikatoren – Probleme ihrer Erfassung. Fortschr Neurol Psychiatr 1994; 62: 1–13

Zanarini MC, Frankenburg FR. Olanzapine treatment of female borderline personality disorder patients: a double-blind, placebo-controlled pilot study. J Clin Psychiatry 2001; 62: 849–854

8 Aggressive Verhaltensstörungen

Fritz Poustka

Einleitung

Aggressive Verhaltensstörungen sind im Kindes- und Jugendalter in der Regel mit Störungen des Sozialverhaltens verbunden. Sie werden aber auch bei hyperkinetischen Störungen beobachtet. Dementsprechend werden aggressive Störungen hauptsächlich unter diesen beiden Diagnosen im ICD-10 kodiert.

8.1 Definition der Störungen des Sozialverhaltens

Die Definition der Störungen des Sozialverhaltens (F91) im Kindes- und Jugendalter nach ICD-10 unterscheidet sich nur geringfügig von der Definition nach DSM-IV. Die Kriterien nach ICD-10 – im Wesentlichen Regelverstöße und Destruktionen – sind in Tab. 8.1 aufgeführt. Es müssen mindestens zwei dieser Kriterien über einen Zeitraum von sechs Monaten durchgängig erfüllt werden. Die Kriterien für andere Störungen wie Schizophrenie, Manie, Depression, tiefgreifende Entwicklungsstörung oder hyperkinetische Störung dürfen nicht erfüllt sein.

Da hyperkinetische Störungen häufig mit Störungen des Sozialverhaltens einhergehen, führt die ICD-10 eine eigene Kombinationsdiagnose auf (F90.1 hyperkinetische Störung des Sozialverhaltens). Bei Vorliegen der entsprechenden diagnostischen Kriterien können aggressive Verhaltensstörungen auch unter kombinierten Störungen des Sozialverhaltens und der Emotionen F92 kodiert werden.

Tabelle 8.1 Definition nach ICD-10: F91 Störungen des Sozialverhaltens

Nach ICD-10 sind Störungen des Sozialverhaltens (F91) durch ein sich wiederholendes und andauerndes Muster dissozialen, aggressiven oder aufsässigen Verhaltens charakterisiert. Dazu müssen für mindestens sechs Monate wenigstens zwei oder mehr der folgenden Merkmale vorliegen:

- häufiges Lügen
- Streiten/schwere Aufsässigkeit
- ungewöhnlich häufige und schwere Wutausbrüche
- körperliche Grausamkeit/Tierquälerei
- absichtliche und wiederholte Destruktivität gegenüber dem Eigentum anderer
- absichtliches Feuerlegen
- wiederholtes Stehlen
- häufiges Schuleschwänzen
- Weglaufen von zu Hause
- jedes Gewaltdelikt oder jede kriminelle Handlung, bei der ein Opfer direkt betroffen ist – einschließlich Vergewaltigung, Straßenraub
- Zwingen anderer zu sexuellen Aktivitäten gegen ihren Willen
- häufiges Tyrannisieren anderer – z. B. absichtliches Zufügen von Schmerz oder Verletzung – einschließlich andauernder Einschüchterung, Quälen oder Belästigung

Die Kriterien für eine dissoziale Persönlichkeitsstörung, Schizophrenie, Manie, Depression, tiefgreifende Entwicklungsstörung oder hyperkinetische Störung dürfen dabei nicht erfüllt werden. Falls Kriterien für eine emotionale Störung vorliegen, wird die Diagnose „gemischte" Störung des Sozialverhaltens und Emotionen (F92) gestellt.

Tabelle 8.2 Subtypen aggressiven Verhaltens

Subtyp	Erscheinungsbild	Impulsivität, Angst	autonome Aktivierung
instrumentell-aggressiv „predatory"	kontrolliert, verdeckt, keine Empathie, aggressives Verhalten, um Vorteil zu erreichen	↓↓	Erregbarkeit ↓ Reaktivität ↓
impulsiv-aggressiv „hostile"	offen feindlich, unkontrolliertes, aggressives Verhalten führt zu eigenen Nachteilen	↑ ↔	Erregbarkeit ↓ Reaktivität ↑
ängstlich-aggressiv	reaktiv, überkontrolliert, Durchbrüche	↓↑	Erregbarkeit ↑ Reaktivität ↑

Tabelle 8.3 Unterteilung von pathologisch-aggressivem Verhalten

	unterkontrollierte (impulsiv-reaktive) Täter	überkontrollierte Täter
Megargee 1966	mangelnde Impulskontrolle	hohe Impulskontrolle mit Impulsdurchbrüchen
Nedopil 1992	umtriebig, fremdaggressiv, verbale Drohungen	frühere Suizidversuche ängstlich, schüchtern, abweisend, depressiv, Insuffizienzgefühle
Steiner et al. 1997	„under-restraint" unkontrolliert, aggressiv	Angst, Depression „over-restraint" überangepasst, unterdrückte Aggressivität mit Impulsdurchbrüchen

8.2 Subtypen aggressiven Verhaltens

Die Unterteilung aggressiven Verhaltens ist derzeit methodisch und wissenschaftlich unbefriedigend.

Eine Klassifikation unterscheidet aggressives Verhalten von Kindern und Jugendlichen in folgende Subtypen (siehe auch Tab. 8.2):
* „Instrumentelle Aggressionen": Individuen, die versuchen, sich aus ihrer Aggressivität einen Vorteil zu verschaffen, dabei steht die Schädigung des Opfers nicht im Vordergrund
* „Impulsive, naive Aggressionen": Kinder und Jugendliche, die gleich überstürzt losschlagen, bei denen manchmal die Schädigung des Opfers mehr im Vordergrund steht, als die Erlangung eines eigenen Vorteils und
* „Ängstliche Aggression": wenig aktivierbare Kinder und Jugendliche, die auf eine tatsächliche oder vermutliche Bedrohung zum Schutz der eigenen Person reagieren.

Eine andere Einteilung geht ferner von dem Typus des unter- und überkontrollierten Täters aus (siehe Tab. 8.3), wobei allerdings in der Praxis Mischformen auftreten. Für die Behandlung ist diese Unterteilung jedoch sinnvoll, da offensichtlich nur das impulsiv-reaktive Spektrum therapeutisch beeinflusst werden kann. Für Personen mit überkontrolliertem Profil stehen derzeit noch keine effektiven Therapiemethoden zur Verfügung.

Die DSM-IV unterscheidet darüber hinaus Subtypen von Störungen des Sozialverhaltens je nach dem Beginn der aggressiven Störungen. Dies ist sinnvoll, da Störungen des Sozialverhaltens mit Aggressionen, die bereits vor der Adoleszenz beginnen (kindheitsspezifischer Typ), eine wesentlich ungünstigere Prognose aufweisen als Störungen des Sozialverhaltens mit aggressiven Verhaltensstörungen, die während der Adoleszenz beginnen. Fast die Hälfte der Kinder mit dissozialen durchgehenden Verhaltensweisen zei-

Tabelle 8.4   DSM IV-Klassifikation von Störungen des Sozialverhaltens

	Beginn in Kindheit	Beginn in der Adoleszenz
Störungsbeginn	vor 10. Lebensjahr	nach 10. Lebensjahr
Geschlechterverhältnis	v. a. Jungen	ausgeglichenes Geschlechterverhältnis
körperliche Aggressivität	häufig	eher seltener
Beziehung zu Gleichaltrigen	gestört	eher ungestört
Störungspersistenz	hoch	geringer
spätere dissoziale Persönlichkeitsstörung	häufiger Übergang in dissoziale Persönlichkeitsstörung	selten Übergang in dissoziale Persönlichkeitsstörung

gen diese auch im Erwachsenenalter. Untersucht man delinquente Verhaltensweisen im Erwachsenenalter, dann haben fast 100 % der Erwachsenen diese Störungen auch schon durchgehend als Kinder gezeigt (Robins 1978) (Tab. 8.4).

8.3 Zusammenhänge zu genetischen und Umfeldeinflüssen

Die klassischen Familienstudien von Patterson aus den 1980er-Jahren belegen, dass dissoziale Kinder im Vergleich zu Kontrollkindern dreimal häufiger unprovozierte Attacken gegenüber Familienmitgliedern zeigen und außerdem häufiger (erfolgreich) Widerstand gegen die Eltern aufweisen. Zwei Drittel aller so genannten zwingenden Interaktionen beginnen unprovoziert (Patterson 1982).

Entsprechend reagieren die Eltern: In Familienuntersuchungen dissozialer Kinder wurde beobachtet, dass bei diesen Familien häufig ein Mangel an klaren Alltagsregeln vorliegt, zum Beispiel bei Hausaufgaben oder Mithilfe bei täglichen Aufgaben in der Familie.

Auch die Bestrafungsregeln sind in diesen Familien meist kontraproduktiv. Es besteht keine klare Relation zwischen Ursache und dem angemessenen Ausmaß einer Strafe (kleine Vergehen werden oft sehr hart bestraft und umgekehrt), so dass die Kinder nie vorhersehen können, welche Reaktion auf welchen Konflikt folgt. Außerdem ist die elterliche Strafe meist aggressiv und aversiv. So genannte sozial verträgliche Strafen wie Auszeit oder Zusatzaufgaben (z. B. bei Mithilfe im Haushalt) sind nicht die Regel. Ein Entzug von Privilegien für eine kurze, angemessene Zeit (zum Beispiel Fernsehentzug) wird in weit überzogenem Ausmaß getätigt, so dass dies nicht eingehalten werden kann. Oft werden Strafmaßnahmen von den Eltern konsequenzlos angekündigt, Kompromisse werden nicht diskutiert (Patterson 1982). Dies führt zu so genannten zwingenden Folgen der Verkettung sozialer Interaktion bei der Dissozialität: Die Kinder bzw. Jugendlichen gewinnen Vorteile aus ihren Aggressionen, weil sie bevorzugt bei aggressiven Handlungen Beachtung finden und wegen fehlender Konsequenzen eine Resistenz gegen disziplinäre Maßnahmen entwickeln. In weiterer Verkettung kann dies dann bis zu körperlichen Misshandlungen durch die Eltern resultieren.

Ob die Entstehung aggressiver Verhaltensweisen auch genetischen Einflüssen unterliegt, wurde von der Gruppe um Plomin (O'Connor et al. 1995, Reiss et al. 1995) untersucht.

Hier wurden eineiige bzw. zweieiige Zwillinge, Geschwister und Halbgeschwister sowie nicht miteinander verwandte Geschwister, die in der gleichen Familie aufwachsen, hinsichtlich der Konkordanz aggressiven Verhaltens miteinander verglichen. Abb. 8.1 zeigt, dass der Unterschied in der Konkordanz aggressiven Verhaltens zwischen monozygoten und dizygoten Zwillingen relativ klein ist. Dies spricht nicht so sehr für eine genetische Grundlage, sondern eher für Umfeldeinwirkungen. Dabei spielt es auch eine Rolle, ob die betroffenen Kinder aus ihrer Sicht eine Gleichbehandlung durch die Eltern erfahren haben oder nicht. Kinder beurteilen dies häufig anders als ihre Eltern.

Dementsprechend können sich die genetischen Zusammenhänge bei der Delinquenz je nach Alter unterschiedlich darstellen. Nach der

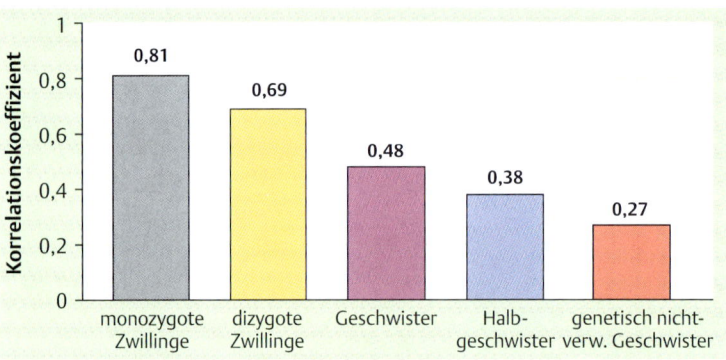

Abb. 8.1 Genetische Zusammenhänge aggressiven Verhaltens? Korrelationen innerhalb von Paarvergleichen (Kinder und Jugendliche) (nach O'Connor et al. 1995, Reiss et al. 1995).

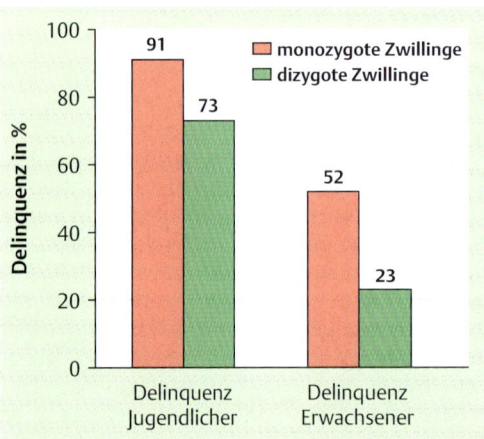

Abb. 8.2 Delinquenz von Jugendlichen gegenüber Erwachsenen (% paarweise Konkordanz) (nach Goldsmith u. Gottesman 1995).

Zwillingsstudie von Goldsmith und Gottesman 1995 ist der Unterschied der Konkordanzraten delinquenten Verhaltens nur bei Erwachsenen für eine genetische Basis ausreichend, nicht aber bei Adoleszenten. Die Gruppe um K. Kendler (Jacobson et al. 2000) fand in der Zwillingsforschung in Virginia, dass hereditäre Einflüsse zu einem Drittel (neben den Umfeldeinflüssen) an der Entstehung des antisozialen Verhaltens Jugendlicher beteiligt sind. Im Jugendlichenalter gibt es oft Mitläufer, die die Normen- und Wertefindung „ausprobieren", und sich erst im weiteren Verlauf von einem „harten Kern" von Personen mit aggressiven Verhaltensweisen unterscheiden lassen, die sich im Erwachsenenalter deutlicher darstellen. Daher zeigen genetische Befunde meist erst im Erwachsenenalter signifikante Ergebnisse (Abb. 8.2).

8.4 Hyperaktivität und dissoziales Verhalten

Bei vielen Kindern besteht eine signifikante Gemeinsamkeit zwischen Hyperaktivität und Störungen des Sozialverhaltens, so dass ein gemeinsamer Mechanismus vermutet werden kann. Ein aggressives Verhalten der Eltern korreliert aber bei den Kindern offenbar eher mit Störungen des Sozialverhaltens als mit den hyperkinetischen Störungen. Dissozialität der Eltern zeigt sich in einem harschen, aversiven, widersprüchlichen Erziehungsstil der Eltern – unabhängig vom Verhalten der Kinder, wie dies anhand der Untersuchungen von Patterson dargestellt wurde (Patterson 1982). Solche Mechanismen, die stark mit aggressivem Verhalten von Kindern, nicht aber mit hyperkinetischen Symptomen korrelieren, können entscheidend den Übergang von einem hyperkinetischen Syndrom zur Komorbidität mit aggressiven Störungen des Sozialverhaltens bewirken (Patterson et al. 2000). Zwei Bedingungen sind offensichtlich deutlich darstellbar:

- Beginnt die Störung des Sozialverhaltens bereits früh, also vor dem 10. Lebensjahr, besteht auch ein gesicherter Zusammenhang zwischen den vorausgegangenen hyperkinetischen und den nachfolgenden Störungen des Sozialverhaltens. Es gibt eine Gemeinsamkeit von hyperkinetischem Verhalten und Störung des Sozialverhaltens (das hyperkinetische Verhalten geht der Störung des Sozialverhaltens voraus)
- Ein dissozialer Bestrafungsstil der Eltern korreliert mit Störungen des Sozialverhaltens, nicht aber mit dem hyperkinetischen Syndrom: ein dissoziales Erziehungsverhalten der Eltern korreliert mit hyperkinetischem Syndrom nicht signifikant, im Gegensatz dazu

Tabelle 8.5 MAS-Achse 5: Abnorme psychosoziale Umstände

Ausgewählte Kategorien, die dem EE-Konzept entsprechen
■ Mangel an Wärme in der Eltern-Kind-Beziehung
■ feindliche Ablehnung oder Sündenbockzuweisung gegenüber dem Kind
■ elterliche Überfürsorge
■ Ereignisse, die zur Herabsetzung der Selbstachtung führen
■ unangemessene Anforderungen/Nötigung durch die Eltern
■ Lebensbedingungen mit möglicher psychosozialer Gefährdung
■ psychische Störung/abweichendes Verhalten eines Elternteils
■ Erziehung in einer Institution

korreliert es signifikant mit Störungen des Sozialverhaltens. Das konstitutionelle Element, der Nährboden einer späteren Störung des Sozialverhaltens, ist demnach erheblich von einer Wechselwirkung zu einem bestimmten Erziehungsstil der Eltern abhängig, damit sich daraus die Störung des Sozialverhaltens, die gefürchtete Komplikation des hyperkinetischen Verhaltens, entwickelt.

Deshalb sollten bei Kindern und Jugendlichen mit einem hyperkinetischen Syndrom bei der Behandlung auch die psychosozialen Umfeldeinflüsse berücksichtigt werden. Auffällig sind beispielsweise die in Tab. 8.5 aufgeführten abnormen psychosozialen Umstände, die zum Teil an das EE-Konzept (high expressed emotions) erinnern. High expressed emotions werden bei verschiedenen anderen Störungen, insbesondere bei schizophrenen Erkrankungen, aber auch bei Störungen des Sozialverhaltens beobachtet (Tab. 8.6).

8.5 Prognose

Häufige Komplikationen bei ausagierendem Verhalten (die diagnostische Entität „Störung des Sozialverhaltens" ist keine homogene Einheit) sind:
* Geringere instrumentelle, häufige feindliche Aggressionen
* Bindungsschwäche
* Hyperaktives Verhalten, Mangel an Impulskontrolle
* Geringe Angst-Hemmschwelle
* Geringe Belohnungsabhängigkeit
* Geringe Erregungsbereitschaft autonomer, vegetativer Funktionen (Lob wirkt aber besser als Strafe)
* Aufmerksamkeitssuchendes Verhalten
* Kognitiver Entwicklungsrückstand
* Geringe „social skills"
* Selbstverletzungen/Suizidale Reaktionen häufig.

Mit aggressivem Verhalten geht auch eine abnorme soziale Dysfunktion besonders in der Auseinandersetzung mit Gleichaltrigen einher. Selbstverletzungen bei den Jugendlichen und suizidale Reaktionen spielen ebenfalls eine große Rolle. Wie Taylor et al. (Taylor et al. 1996) nachweisen konnten, zeigen hyperkinetische Kinder im Alter von sechs bis sieben Jahren zehn Jahre später Probleme im Kontakt zu Gleichaltrigen, Mangel an konstruktiven Aktivitäten und schulische Leistungsprobleme bzw. aggressives Verhalten. Hyperkinetisches, impulsives Verhalten ist demnach ein deutlicher prognostisch negativer Indikator für ein wieder auftretendes, aggressives Verhalten.

Tabelle 8.6 Mittel der Risikofaktoren der früh beginnenden Störung des Sozialverhaltens (Jungen)

	1 normale Funktion N = 66	2 nur HKS N = 33	3 nur SSV N = 34	4 komorbid N = 64	sign. Kontrast
früher	– 0,59	– 0,20	– 0,27	0,55	3,4 > 1
Beginn (SD)	(0,70)	(0,65)	(0,89)	(1,11)	(4 > 2)

Korr. (SEM) von antisozialem Erziehungsverhalten der Eltern: zu HKS = 0,19 (n. s.); zu SSV = 0,31 (sign.) (nach Patterson et al. 2000)

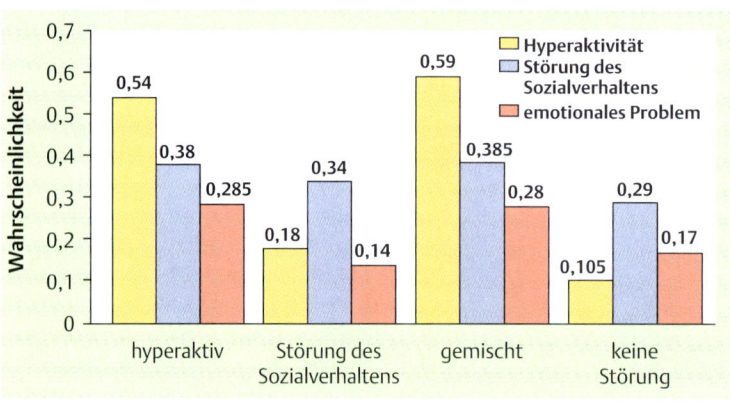

Abb. 8.3 Outcome hyperaktiven Verhaltens. 10-Jahre-follow-up (7.–17. Lebensjahr), epidemiologische Untersuchung (Elternangaben).

Tabelle 8.7 Komponenten aggressiven/dissozialen Verhaltens

	Unaufmerksamkeit	Überaktivität (motorische) Impulsivität	Angststörung	Aggression/oppositionelles Verhalten
Prognose	Schulversagen und Lernprobleme ↑	persistierend, dissoziales Verhalten ↑	unauffällige Entwicklung möglich	ungünstig
Wirkung der Stimulanzien	hohe Wirksamkeit von Stimulanzien	weniger wirksam oder unwirksam	unwirksam	sekundär wirksam über „Unaufmerksamkeit"
andere Medikation	Mittel zweiter Wahl (z. B. Antidepressiva, Neuroleptika, Stimmungsstabilisierer)	Risperidon, andere Neuroleptika	SSRI oder andere anxiolytisch wirksame Antidepressiva	Risperidon oder Stimmungsstabilisierer oder Kombination von Antidepressiva mit Risperidon

Die bedeutendsten Prädiktoren für späteres delinquentes Verhalten sind nach einer prospektiven Studie von Farrington (Farrington 1995) im Alter von acht bis zehn Jahren:
* Antisoziales Verhalten, auch in der Schule
* Hyperaktivität – Impulsivität – Konzentrationsdefizit, „daring"
* Niedrige Intelligenz, Probleme in der schulischen Leistung
* Kriminalität in der Familie (Eltern/ältere Geschwister)
* Armut, hohe Wohnungsdichte
* Mängel im elterlichen Erziehungsverhalten, Aufsicht, Konflikt und negative Trennungserlebnisse.

Störungen des Sozialverhaltens weisen eine der schlechtesten Prognosen unter allen kinderpsychiatrischen Störungen auf. Erhebliche Bildungsmängel und Lernschwierigkeiten beeinträchtigen die Prognose vor allem in Verbindung mit späteren defizitären sozialen Adaptationsleistungen. Kinder mit kognitiven Defiziten und antisozialen Verhaltensweisen sind dabei besonders betroffen. Für sie sind komplexe und multimodale Behandlungspläne erforderlich (Abb. 8.3).

8.6 Pharmakotherapie

Tab. 8.7 zeigt eine Übersicht über Prognose und Wirksamkeit von Pharmakotherapien im Verhältnis zu den Symptomen Unaufmerksamkeit, Impulsivität, Angst und aggressives, oppositionelles Verhalten. Ausschließlich das Symptom „Unaufmerksamkeit" scheint demnach eine positive prädiktive Aussagekraft für die Wirksamkeit von Stimulanzien zu haben, sie liegt bei 80 bis 90 %.

Bei „Angst" sind Stimulanzien offenbar unwirksam, obwohl die Kinder oft als unaufmerksam und nervös imponieren. Vor allem bei reiner Angststörung können Stimulanzien sogar zu einer Verschlechterung führen. Stimulanzien sind bei „Überaktivität/Impulsivität" weniger wirksam als bei „Unaufmerksamkeit" (Untersuchungen gehen von einer Verbesserung impulsiven Verhaltens nur etwa in 40 bis 50 % der Fälle aus). Liegt ausschließlich „Aggression/oppositionelles Verhalten" vor, wird dies durch Stimulanzien offenbar nicht beeinflusst. Bei aggressivem Verhalten wirken Stimulanzien anscheinend nur indirekt über die Verbesserung von „Unaufmerksamkeit". Dagegen deuten einzelne Untersuchungen mit extrem kurzer Nachbeobachtungszeit darauf hin, dass Stimulanzien möglicherweise doch eine direkte Wirkung auf aggressives Verhalten ausüben können (siehe Connor et al. 2002, bzw. Klein et al. 1997).

Damit ist die Wirksamkeit von Stimulanzien bei aggressivem Verhalten letztlich nur beim Vorliegen von Unaufmerksamkeit als zugrunde liegender Störung sicher belegt. Bei allen anderen Störungen wurden polypragmatisch verschiedene Kombinationstherapien von Psychopharmaka eingesetzt. Hierbei kamen u. a. verschiedene Neuroleptika, z. B. Pimozid und Sulpirid, unterschiedliche Antidepressiva und Stimmungsstabilisierer zum Einsatz.

Seit den 1980er-Jahren wurden schließlich eine Vielzahl von plazebokontrollierten klinischen Medikationsversuchen in der Behandlung von Störungen des Sozialverhaltens durchgeführt (Tab. 8.8), unter anderem mit Neuroleptika wie Risperidon und Haloperidol, aber auch mit Lithium und Methylphenidat.

In den 1980er-Jahren wurden kasuistisch relativ gute Erfolge mit Lithium berichtet. Die Ergebnisse aus plazebokontrollierten Studien sind jedoch umstritten (siehe Tab. 8.8). Studien mit Carbamazepin zeigten dagegen eine nur mit Plazebo vergleichbare Wirkung. Ab 1999 wurden dann die ersten Studien mit Risperidon und ab 2000 die ersten Studien mit Divalproex durchgeführt, die jeweils überwiegend eine Wirksamkeit bei Störungen des Sozialverhaltens nachweisen konnten. Auch für Methylphenidat gibt es positive Studienergebnisse (Klein et al. 1997).

Fasst man die Studien zusammen, gibt es insgesamt elf sehr gut abgesicherte, randomisierte, plazebokontrollierte Studien in der Behandlung der Störung des Sozialverhaltens. Insgesamt wurden 454 Jugendliche untersucht. Bei fünf Studien (Campbell et al. 1984, Greenhill et al. 1985, Campbell et al. 1995, Klein 1997, Donovan et al. 2000) schnitten die eingesetzten Medikamente besser ab als Plazebo. Auf der anderen Seite wurde bei sechs Studien kein statistisch signifikanter Unterschied zu Plazebo beobachtet (Klein 1991, Silva et al. 1991, Cueva et al. 1996, Rifkin et al. 1997, Malone et al. 1998, Findling et al. 1998).

Dies zeigt, wie schwierig die Suche nach den effizientesten Medikamenten ist. Außerdem leiden alle Studien daran, dass lediglich kurze Katamnesen durchgeführt worden sind sowie unterschiedliche Zielparameter eingesetzt wurden. Die einzelnen Studien können daher nur schlecht miteinander verglichen werden. Darüber hinaus wurden Kombinationstherapien viel zu selten untersucht.

8.7 Studien mit Risperidon bei Störungen des Sozialverhaltens

In den letzten zwei Jahren wurden einige groß angelegte Studien mit dem atypischen Antipsychotikum Risperidon in den USA, Kanada und Europa durchgeführt (Tab. 8.9).

Aman et al. (Aman et al. 2002) untersuchten in einer sechswöchigen doppelblinden plazebokontrollierten Studie mit Risperidon Kinder mit unterdurchschnittlicher Intelligenz (IQ < 55). Dabei zeigten sich bereits nach einer Woche in der Conduct Problem-Subskala (Nisonger) signifikante Verbesserungen im Vergleich zu Plazebo (Tab. 8.6). Diese Ergebnisse bestätigte auch die Studie von Snyder et al. (Snyder et al. 2002) bei 109 Jugendlichen (9–16-Jährige) mit Sozialstörung und einem IQ zwischen 36 und 84 (Abb. 8.4 und 8.5).

In der Studie von Snyder et al. wurden die Symptomveränderungen auch anhand einer umfangreichen neuropsychologischen Testbatterie (Aberrant Behaviour Checklist [ABC], Behavior Problems Inventory, Visual Analogue Scale) untersucht.

Dabei zeigte sich, dass Symptomveränderungen, z. B. ein Rückgang von Irritabilität oder Hyperaktivität unter Risperidon, nicht auf sedierende Effekte zurückzuführen sind, sondern dass dies offensichtlich ein direkter Effekt von Risperidon ist. Die kognitive Leistungsfähigkeit der Patienten war unter Risperidon nicht verändert. Dagegen verbesserten sich sozialer Rückzug und Lethargie im Untersuchungszeitraum. Sedierende Effekte wurden nur bei sehr wenigen Patienten beobachtet.

Tabelle 8.8 Randomisierte, plazebokontrollierte klinische Medikationsversuche in der Behandlung von Störungen des Sozialverhaltens (CD)

Untersuchung	N	Alter	Diagnose	Medikation	Dauer	Parameter	Wirkung
Greenhill et al. 1985	31	6–11	CD	Molindon	4 Wo.	Aggressivität	Molindon > Plazebo
Campbell et al. 1984	61	9	CD (stationäre Patienten)	Lithium/ Haloperidol	4 Wo.	CPRS	Haloperidol = Lithium beide > Plazebo
Rifkin et al. 1997	33	15	CD (stationäre Patienten)	Lithium	2 Wo.	OAS	Lithium = Plazebo
Klein 1991a/b	35	11	CD (ambulante Patienten)	Lithium	5 Wo.	nicht angegeben	Lithium = Plazebo
Silva et al. 1991	9	9,5	CD (ambulante Patienten)	Lithium	6 Monate	CPRS	Lithium = Plazebo
Campbell et al. 1995	50	9	CD (stationäre Patienten)	Lithium	6 Wo.	CPRS	Lithium > Plazebo
Cueva et al. 1996	22	9	CD	Carbamazepin	6 Wo.	CPRS, OAP, GCJS	Carbamazepin = Plazebo
Klein 1997	84	12	CD	Methylphenidat	5 Wo.	IQ	Methylphenidat > Plazebo
Malone et al. 1998	28	13	CD	Lithium	4 Wo.	P/A Aggressionsindex	Lithium = Plazebo
Findling et al. 1998	20	5–15	CD	Risperidon	10 Wo.	RAAPP, CGI, Conners PRS	Risperidon = Plazebo
Donovan et al. 2000	20	10–18	CD	Divalproex	12 Wo.	OAS, SCL 90	Divalproex > Plazebo

(nach Steiner et al. 2003)
CGI   Clinical Global Impression of Improvement; Conners PRS = Conners' Parent Rating Scale;
CPRS Children's Psychiatric Rating Scale, RAAPP = Rapid assessment and action planning process;
GCJS the Global Clinical Judgments (Consensus) Scale, OAS = Overt Aggression Scale,
P/A   Predatory-Affective Index des Aggression Questionnaire (QA); SCL 90 = Symptom Checklist-90;
WAI   Working Alliance Inventory

Appetitsteigerung war eine der häufigsten Nebenwirkungen, betrug jedoch nur ca. 4 % (Snyder et al. 2002). Weiter klagten die Patienten über Tagesmüdigkeit, und es wurden signifikant häufiger als unter Plazebo sexuelle Dysfunktionen berichtet. Als Ursache dafür wird unter anderem ein erhöhter Prolaktin-Spiegel diskutiert.

In einer Langzeitstudie an Kindern und Jugendlichen mit unterdurchschnittlichem IQ und Störungen des Sozialverhaltens wurde aber beobachtet, dass ohne Geschlechtsunterschiede Prolaktin-Spiegel unter Risperidon bis etwa 130 ng/ml keine klinischen Folgen zeigten und sich die Prolaktin-Spiegel nach etwa vier Wochen

8.7 Studien mit Risperidon bei Störungen des Sozialverhaltens

Tabelle 8.9 Studien mit Risperidon bei Störungen des Sozialverhaltens. 7 Phase-III-Studien (total 11 Studien)

	Dauer	Design
RIS-USA-93	6 Wochen	doppelblind vs. Plazebo
RIS-CAN-19	6 Wochen	doppelblind vs. Plazebo
RIS-USA-97	12 Monate	offene Folgestudie von USA-93
RIS-CAN-20	12 Monate	offene Folgestudie von CAN-19
RIS-INT-41	12 Monate	offene Studie zur Sicherheit
Studien bei Erwachsenen		
RIS-INT-39/GBR-28	4 Wochen	doppelblind vs. Plazebo
RIS-INT-47/GBR-29	12 Monate	offene Folgestudie von INT-39/GBR-28

Gesamtzahl der Patienten mit RIS: 400 Kinder, 121 Jugendliche, 98 Erwachsene

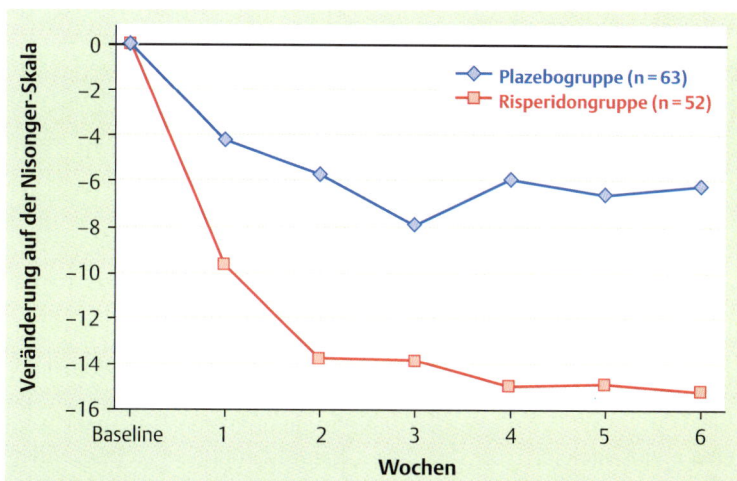

Abb. 8.4 Mittelwerte auf der Conduct Problem-Subskala (Nisonger) bei Kindern mit unterdurchschnittlicher Intelligenz (nach Aman et al. 2002).

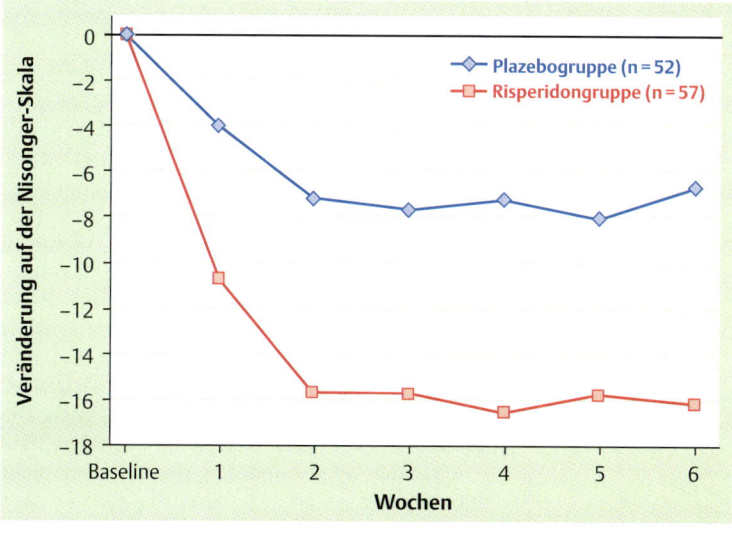

Abb. 8.5 Risperidon vs. Plazebo bei Kindern mit unterdurchschnittlicher Intelligenz (IQ 36–84): 9–16-Jährige (nach Aman et al. 2002).

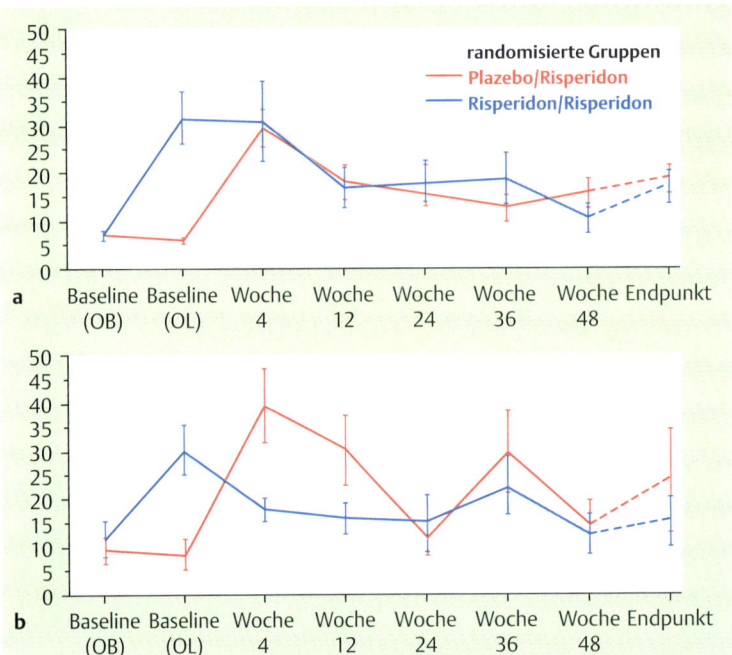

Abb. 8.6 Mittlerer Prolaktinspiegel (**a** Mädchen, **b** Jungen) (nach Turgay et al. 2002).

allmählich wieder normalisierten (Turgay et al. 2002). Nur bei 6 der 53 Patienten unter Risperidon wurde ein erhöhter Prolaktin-Spiegel beobachtet, der jedoch nur bei einem Patienten klinisch relevant war, nicht zu einem Studienabbruch führte.

Langfristig zeigten sich keine endokrinologischen Veränderungen. Dennoch können erhöhte Prolaktin-Spiegel sexuelle Funktionsstörungen bewirken, die gerade für Jugendliche belastend sind. Deshalb sollten Jugendliche unter neuroleptischer Medikation immer direkt nach sexuellen Störungen befragt werden. Sie sprechen relativ offen über diese Thematik. Eine rechtzeitige Reduktion der Dosierung kann sexuelle Funktionsstörungen verbessern oder beheben und damit die Compliance sichern.

Verlängerungen der QT_C-Zeit oder extrapyramidalmotorische Störungen spielten in den eingesetzten Dosierungen (0,02 oder auch 0,06 mg/kg) keine Rolle (Abb. 8.6).

8.8 Übersicht über die medikamentösen Behandlungsmöglichkeiten

Tab. 8.10 zeigt eine Übersicht der medikamentösen Behandlungsmethoden. Zur Reduktion aggressiven und automutilativen Verhaltens wird in der Praxis häufig Lithium eingesetzt. Allerdings erfordert das enge therapeutische Fenster eine engmaschige Kontrolle und eine gute Compliance, sowohl bei Kindern und Jugendlichen als auch bei Erziehungsberechtigten.

Haloperidol wird aufgrund seiner sedierenden Eigenschaften und der Langzeitfolgen (Spätdyskinesien) nur noch selten eingesetzt. Auch Sulpirid wird nur selten verwendet, da es mit einem deutlichen Prolaktinanstieg in Zusammenhang gebracht wird.

Andere Medikationen, zum Beispiel Betablocker wie Propranolol, wurden einige Zeit propagiert, weil sie bei Jugendlichen emotional erregende Erinnerungen auf das Niveau von gesunden Kontrollpersonen reduzieren könnten (Cahill et al. 1994) und so möglicherweise auf Erregtheit und Aggressionen positiv einwirken können. Die Medikation mit Betablockern hat sich aber auch in Kombination mit anderen Medikationen nicht durchgesetzt.

Tabelle 8.10 Übersicht über die medikamentösen Behandlungsmöglichkeiten

Reduktion aggressiven und automutilativen Verhaltens
- Lithium und andere Stimmungsstabilisatoren (Valproat, Carbamazepin)
  - Besserung selbstzerstörerischen und aggressiven Verhaltens
  - bessere Kontrolle des Verhaltens
  - Stimmungsaufhellung
  - aber enges therapeutisches Fenster, Blutspiegelkontrolle

Reduktion exzessiver Unruhe und Durchbrüche
- Haloperidol
  - für Kinder > 8–10 Jahre, bis 2 mg/kg KG, kognitive Beeinträchtigung
schonender:
- Pimozid (Orap®)
  - als Tagesdepot 2–6 mg/Tag, morgens als einmalige Gabe
- Sulpirid (z. B. Dogmatil®)
  - 50–200 mg/d. cave Prolaktin-Anstieg
- Risperidon (Risperdal®)
  - in einer niedrigen Dosierung ab 0,5 mg; 1–2 × /d
- Quetiapin (Seroquel®)
- Olanzapin (Zyprexa®)
- Kombinationen (z. B. mit Venlafaxin, Reboxetin?)

andere Medikation
- Beta-Blocker

Propranolol kann Aggressionen reduzieren
- Clonidin (alpha-2-Agonist)

widersprüchliche Ergebnisse bei Irritabilität
- Opioid-System:
  - Naltrexon obsolet, widersprüchliche Studien; meist keine Verbesserung auch nicht bei selbstverletzendem Verhalten

8.9 Fazit

Bei der Planung der Gesamtbehandlung (Tab. 8.11) müssen Zielsymptomatik, Aggressionsmuster und die jeweils vorliegende psychosoziale Situation sorgfältig mit einbezogen werden. Rein medikamentöse Behandlungen bei Kindern und Jugendlichen mit aggressivem Verhalten sind nicht indiziert. Vor einer medikamentösen Behandlung sollten Interventionen in den Familien, Familientraining und Soziotherapie durchgeführt werden. In den letzten Jahren wurde auch gerade bei aggressiven Kindern und Jugendlichen ein hohes Maß an posttraumatischen Belastungsstörungen beobachtet. Sie sind meist nicht nur Täter, sondern oft auch Opfer. Bei der Therapie muss daher auch dieser Gesichtspunkt mit einbezogen werden.

Mit einer begleitenden medikamentösen Therapie können die akuten und langfristigen Auswirkungen der Erkrankung – in Bezug z. B. auf Ausbildung, sozialen Status und Komorbidität wie Alkohol- oder Drogenmissbrauch – deutlich verbessert werden. Nach den Empfehlungen der Deutschen Gesellschaft für Kinder- und Jugendpsychiatrie und -psychotherapie sollten bei der Behandlung eines hyperkinetischen Syndroms Stimulanzien an erster Stelle stehen, schon weil eine Weiterentwicklung zu den Störungen des Sozialverhaltens mit all ihren Komplikationen droht. Der Einsatz von atypischen Antipsychotika, insbesondere von Risperidon zusammen mit Stimulanzien, wurde in den letzten Jahren intensiv untersucht. Bei der eingesetzten Dosierung (0,02 bis 0,06 mg pro Kilogramm Körpergewicht) wurde ein gutes Verträglichkeitsprofil und vielversprechende Ergebnisse bei aggressiven Auffälligkeiten beobachtet. Risperidon ist ab dem fünften Lebensjahr für aggressives Verhalten bei Kindern und Jugendlichen zugelassen.

Unsere Erfahrungen zeigen, dass in den Fällen, in denen gute intrafamiliäre Beziehungen und eine gute Arzt-Familie-Patienten-Beziehung besteht und nur geringe Dosen Risperidon eingesetzt werden müssen, auch eine akzeptable Compliance zu gewinnen ist. Bei Kindern und Jugendlichen, die sowohl unter einem hyperaktiven Syndrom als auch einer Störung des Sozialverhaltens leiden, kann man zunächst Stimulanzien einsetzen und, sobald ein Teilerfolg in der Behandlung der Aufmerksamkeitsstörung erzielt ist, kann anschließend Risperidon vorsichtig aufdosiert werden, um auch das Sozialverhalten positiv beeinflussen zu können.

Die medikamentöse Therapie erfordert eine umfangreiche Aufklärung. Erziehungsberechtigte und betroffene Kinder müssen mit der Behandlung einverstanden sein. Bei der Therapieplanung ist damit zu rechnen, dass Kinder und Erziehungsberechtigte nicht in ausreichendem Maß kompliant sind. Zwischen Kindern und Eltern bestehen, trotz eines möglicherweise oppositionellen, widersprüchlichen und aggressiven Kommunikations- und Verhaltensstils, sehr enge Bindungen. Wenn Eltern grundsätzliche Zweifel an einer medikamentösen Behandlung äußern, ist diese nur in Ausnahmefällen durchführbar. Einer psychotherapeutischen und medikamentösen Be-

Tabelle 8.11 Gesamtbehandlungsplan

	Compliance sichern!	
Stimmung	Lithium, Divalproex, evtl. Carbamazepin, SSRI	explorative Psychotherapie, Abklärung psychischer Trauma, Vorliegen einer Posttraumatischen Belastungsstörung (PTSD), Psychotherapie zur Erhöhung des Selbstwertgefühls
Angststörung	SSRI, evtl. Beta-Blocker, Alpha2-Agonisten	
Aufmerksamkeitsdefizitstörung	Methylphenidat, andere Stimulanzien	
Verhaltensstörung	Risperidon, evtl. Stimmungsstabilisierer	

Schnelle Wirkung: Neuroleptika; Langsame Wirkung: GABAerge Medikation – Divalproex (nach Steiner et al. 2003)

handlung bei Kindern und Jugendlichen stehen trotz der vorliegenden, relativ guten Datenlage, immer noch sehr viele Vorurteile und Vorbehalte entgegen. Die Behandlung ist daher – sowohl unter kinder- und jugendpsychiatrischen Therapeuten als auch unter Kinderärzten – ein außerordentlich schwieriges Unterfangen. Hier ist wesentlich mehr Aufklärung erforderlich, als dies bisher geschehen ist.

Literatur

Aman MG, De Smedt G, Derivan A, Lyons B, Findling RL; Risperidone Disruptive Behavior Study Group. Double-blind, placebo-controlled study of risperidone for the treatment of disruptive behaviors in children with subaverage intelligence. Am J Psychiatry 2002; 159: 1337–1346

Cahill L, Prins B, Weber M, McGaugh JL. Beta-adrenergic activation and memory for emotional events. Nature 1994; 371: 702–704

Campbell M, Adams PB, Small AM, Kafantaris V, Silva RR, Shell J, Perry R, Overall JE. Lithium in hospitalized aggressive children with conduct disorder: a double-blind and placebo-controlled study. J Am Acad Child Adolesc Psychiatry 1995; 34: 445–453

Campbell M, Small AM, Green WH, Jennings SJ, Perry R, Bennett WG, Anderson L. Behavioral efficacy of haloperidol and lithium carbonate. A comparison in hospitalized aggressive children with conduct disorder. Arch Gen Psychiatry 1984; 41: 650–656

Connor DF, Glatt SJ, Lopez ID, Jackson D, Melloni RH Jr. Psychopharmacology and aggression. I: A meta-analysis of stimulant effects on overt/covert aggression-related behaviors in ADHD. J Am Acad Child Adolesc Psychiatry 2002; 41: 253–261

Cueva JE, Overall JE, Small AM, Armenteros JL, Perry R, Campbell M. Carbamazepine in aggressive children with conduct disorder: a double-blind and placebo-controlled study. J Am Acad Child Adolesc Psychiatry 1996; 35: 480–490

Donovan SJ, Stewart JW, Nunes EV, Quitkin FM, Parides M, Daniel W, Susser E, Klein DF. Divalproex treatment for youth with explosive temper and mood lability: a double-blind, placebo-controlled crossover design. Am J Psychiatry 2000; 157: 818–820

Farrington DP. The Twelfth Jack Tizard Memorial Lecture. The development of offending and antisocial behavior from childhood: key findings from the Cambridge Study in Delinquent Development. J Child Psychol Psychiatry 1995; 36: 929–964

Findling RL, Schulz SC, Reed MD, Blumer JL. The antipsychotics. A pediatric perspective. Pediatr Clin North Am 1998; 45: 1205–1232

Goldsmith HH, Gottesman II. Heritable variability and variable heritability in developmental psychopathology. In: Lenzenweger MF, Haugaard JJ (eds). Frontiers of Developmental Psychopathology. New York: Oxford University Press, 1995

Greenhill LL, Solomon M, Pleak R, Ambrosini P. Molindone hydrochloride treatment of hospitalized children with conduct disorder. J Clin Psychiatry 1985; 46: 20–25

Jacobson KC, Prescott CA, Kendler KS. Genetic and environmental influences on juvenile antisocial behaviour assessed on two occasions. Psychol Med 2000; 30: 1315–1325

Klein RG, Abikoff H, Klass E, Ganeles D, Seese LM, Pollack S. Clinical efficacy of methylphenidate in conduct disorder with and without attention deficit hyperactivity disorder. Arch Gen Psychiatry 1997; 54: 1073–1080

Klein RG. Effects of high methylphenidate doses on the cognitive performance of hyperactive children. Bratisl Lek Listy 1991a; 92: 534–539

Klein RG. Preliminary results: lithium effects in conduct disorders. In: CME Syllabus and Proceedings Summary, Symposium 2: The 144th Annual Meeting of the American Psychiatric Association, New Orleans, LA, 1991b

Malone RP, Bennett DS, Luebbert JF, Rowan AB, Biesecker KA, Blaney BL, Delaney MA. Aggression classification and treatment response. Psychopharmacol Bull 1998; 34: 41–45

Megargee EI. Undercontrolled and overcontrolled personality types in extreme antisocial aggression. Psychol Monogr 1966; 80: 1–29

Nedopil N. Die Bewährung von Prognosekriterien im Maßregelvollzug. Forensia Jahrbuch, 1992; 3: 55–63

O'Connor TG, Hetherington EM, Reiss D, Plomin R. A twin-sibling study of observed parent-adolescent interactions. Child Dev 1995; 66: 812–829

Patterson GR, DeGarmo DS, Knutson N. Hyperactive and antisocial behaviors: comorbid or two points in the same process? Dev Psychopathol 2000; 12: 91–106

Patterson GR. Coercive Family Process. Eugene, OR: Castalia, 1982

Reiss D, Hetherington M, Plomin R, Howe GW, Simmens SJ, Henderson SH, O'Connor TJ, Bussell DA, Anderson ER, Law T. Genetic questions for environmental studies: Differential parental behavior and psychopathology in adolescence. Arch Gen Psychiatry 1995; 52, 925–936

Rifkin A, Karajgi B, Dicker R, Perl E, Boppana V, Hasan N, Pollack S. Lithium treatment of conduct disorders in adolescents. Am J Psychiatry 1997; 154: 554–555

Robins LN. Sturdy childhood predictors of adult antisocial behaviour: replications from longitudinal studies. Psychol Med 1978; 8: 611–622

Silva RR, Gonzalez NM, Kafantaris V, Campbell M. Long-term use of lithium in aggressive conduct disorder children. In: Scientific Proceedings of the 38th Annual Meeting of the American Academy of Child and Adolescent Psychiatry. Washington DC. American Academy of Child and Adolescent Psychiatry, 1991

Snyder R, Turgay A, Aman M, Binder C, Fisman S, Carroll A. Risperidone Conduct Study Group. Effects of risperidone on conduct and disruptive behavior disorders in children with subaverage IQs. J Am Acad Child Adolesc Psychiatry 2002; 41: 1026–1036

Steiner H, Dunne JE. Summary of the practice parameters for the assessment and treatment of children and adolescents with conduct disorder. J Am Acad Child Adolesc Psychiatry 1997; 36: 1482–1485

Steiner H, Saxena K, Chang K. Psychopharmacologic strategies for the treatment of aggression in juveniles. CNS Spectr 2003; 8: 298–308

Steiner H. Practice parameters for the assessment and treatment of children and adolescents with conduct disorder. American Academy of Child and Adolescent Psychiatry. J Am Acad Child Adolesc Psychiatry. 1997; 36 (Suppl): 122–139

Taylor E, Chadwick O, Heptinstall E, Danckaerts M. Hyperactivity and conduct problems as risk factors for adolescent development. J Am Acad Child Adolesc Psychiatry 1996; 35: 1213–1216

Turgay A, Binder C, Snyder R, Fisman S. Long-term safety and efficacy of risperidone for the treatment of disruptive behavior disorders in children with subaverage IQs. Pediatrics 2002; 110: c34

van Goozen SH, Matthys W, Cohen-Kettenis PT, Buitelaar JK, van Engeland H. Hypothalamic-pituitary-adrenal axis and autonomic nervous system activity in disruptive children and matched controls. J Am Acad Child Adolesc Psychiatry 2000; 39: 1438–1445

9 Demenz

Gabriela Stoppe

9.1 Einleitung

Das Alter ist in Deutschland überwiegend weiblich: zwei Drittel der über 65-Jährigen sind Frauen. Wir haben heute – vor allem bei der Langzeitbehandlung älterer Patienten mit Neuroleptika – die Situation, dass Medikamente, die bei jungen schizophrenen Männern gut untersucht sind, dann alten demenzkranken Frauen verordnet werden, ohne dass in der Regel entsprechende Wirksamkeitsstudien vorliegen. Geschlechts- und entsprechende Altersaspekte müssten daher heute auch in den Studien stärker berücksichtigt werden.

Die Behandlung wird bei alten Menschen außerdem durch die vorhandene Polypharmazie kompliziert. Multimorbidität und Polypathie als im Alter häufiges Problem bedürfen oft einer Mehrfachmedikation. Gleichzeitig müssen die physiologischen Stoffwechselveränderungen des alternden Menschen bei der Pharmakotherapie berücksichtigt werden. Ältere Menschen nehmen nach der „Berliner Altersstudie" im Schnitt etwa sechs Medikamente, Demenzkranke nur rund vier Medikamente ein (Mayer u. Baltes 1996). Ein Grund hierfür ist wahrscheinlich, dass zumindest Alzheimer-Kranke per se etwas gesünder sind als die Normalbevölkerung, da sie sonst dieses hohe Alter nicht erreichen würden bzw. diagnostisch eher eine symptomatische oder vaskuläre Demenz haben würden. Andererseits wird diese Patientengruppe auch im somatischen Bereich unterdiagnostiziert und unterbehandelt, unter anderem weil sie ihre Beschwerden oft nicht mehr adäquat schildern kann (Callahan et al. 1995).

9.2 Epidemiologie der Demenz

Epidemiologische Untersuchungen kamen in verschiedenen Studien und Ländern zu ähnlichen Ergebnissen (Bickel 1999). Dies unterstützt die Validität der erhobenen Befunde. In Deutschland leiden rund 6,0–8,6% der über 65-Jährigen, entsprechend 765 000 bis 1,1 Millionen Menschen an demenziellen Syndromen (die höheren Zahlen gelten bei Einbeziehung leichter Formen).

Wir können einen exponentiellen Anstieg von Prävalenz und Inzidenz v. a. der Alzheimer-Demenz mit zunehmendem Lebensalter beobachten: die Prävalenz bei den 60- bis 64-Jährigen liegt bei 1%, bei den über 90-Jährigen dagegen bereits bei 35%. Die Inzidenz wird auf 3,6/1000 Einwohner pro Jahr bei den 60–64-Jährigen bis auf 66,1/1000 Einwohner pro Jahr bei den über 90-Jährigen angenommen (nur mittlere und schwere Demenzen).

Frauen sind wegen ihres größeren Anteils an dieser Altersgruppe häufiger betroffen, sie stellen 70% aller Dementen. Das Geschlecht allein erhöht das Risiko für eine Alzheimer-Demenz nicht.

Die häufigste Demenzform ist mit rund 60% die Demenz vom Alzheimer-Typ. Etwa 10% der Demenzformen sind vaskuläre Demenzen, ebenfalls rund 10% Mischformen aus beiden, etwa 10% Demenzen vom Lewy-Körper-Typ (obwohl diese Zahl kontrovers diskutiert wird) und die restlichen 10% entfallen auf alle anderen Formen.

■ Etwa zwei Drittel der Demenzerkrankungen sind Demenzen vom Alzheimer-Typ, rund 10–15% so genannte Mischformen aus vaskulären und Alzheimer-Demenzen, d.h. mehr als 80% (incl. Lewy-Körper-Demenz) weisen eine Alzheimer-Pathologie auf. Es ist daher in bestimmten Grenzen erlaubt, die Ergebnisse von Studien, die an Alzheimer-Patienten erhoben wurden, auf alle Demenzkranken zu generalisieren, wie es heute vielfach bereits gemacht wird. ■

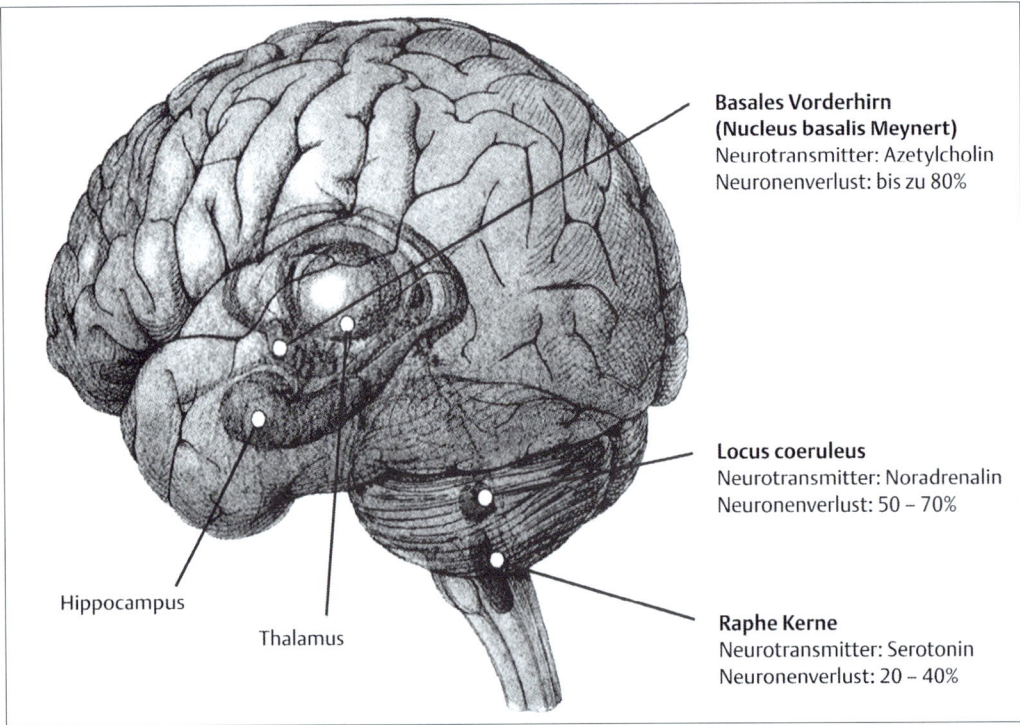

Abb. 9.**1** Beeinträchtigung verschiedener Transmittersysteme bei der Alzheimer-Demenz (nach Arendt 1991).

9.3 Pharmakotherapie

Die Alzheimer-Pathologie ist heute auf makroanatomischer, mikroanatomischer und elektronenmikroskopischer Ebene bereits gut untersucht. Bei Demenz vom Alzheimer-Typ kommt es zu einem atrophischen Prozess, zur Ablagerung von Plaques und neurofibrillären Bündeln. Entscheidend für die derzeitige Pharmakotherapie ist aber, dass in der Folge Transmitterdefizite auftreten. Am ausgeprägtesten ist dabei der Mangel an Acetylcholin. Zum Zeitpunkt der Diagnose sind bereits mindestens 30% der cholinergen Funktion eingebüßt. Außerdem besteht u. a. ein Noradrenalin- und Serotoninmangel, bis zu 20–40% der serotonergen und 50–70% der noradrenergen Neurone gehen im Krankheitsprozess zugrunde (Abb. 9.**1**). Demnach besteht eine deutliche Imbalance der Transmittersysteme, die bei einer Pharmakotherapie berücksichtigt werden muss.

Die cholinerge Pathologie korreliert sehr gut mit dem Schweregrad der Demenz. Trägt man die Anzahl der noch vorhandenen Neurone des cholinergen Systems gegen die vor dem Tod erzielten Werte im Mini-Mental-Status-Test (MMST; Folstein et al. 1975) auf, erhält man eine fast lineare Korrelation zwischen der Intaktheit des cholinergen Systems und dem Schweregrad der Demenz (Arendt 1991) (Abb. 9.**2**).

9.4 Cholinerges Defizit

Die cholinergen Neurone scheinen nicht nur an der Regulation von Lernen und Gedächtnis beteiligt zu sein, sondern auch von Schlaf-Wach-Rhythmus, Vigilanz und Aufmerksamkeit. Eine cholinerge Therapie, zum Beispiel mit Cholinesterasehemmern, kann daher möglicherweise auch Verhaltensstörungen positiv beeinflussen. Darauf finden sich bereits in den so genannten Zulassungsstudien Hinweise, wie eine Metaanalyse kürzlich zeigte (Trinh et al. 2003).

Andererseits kann sich auch eine anticholinerg wirksame Behandlung negativ auswirken und beispielsweise delirante Syndrome provozieren (Abb. 9.**3**). Letztendlich entsteht eine Imbalance zwischen cholinergem und adrenergem System. Diese kann außerdem durch die Beein-

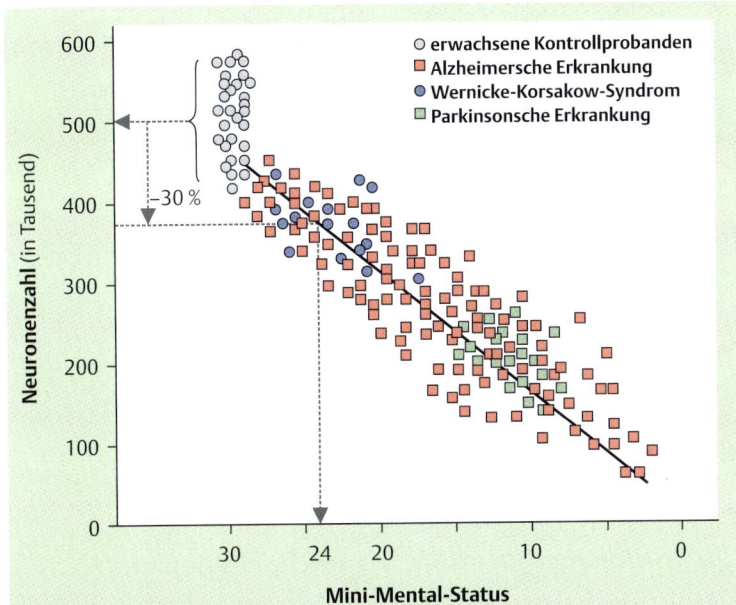

Abb. 9.2 Beziehung zwischen cholinerger Transmitterfunktion und Demenzschwere in autoptisch gesicherten Krankheitsfällen (nach Arendt 1991).

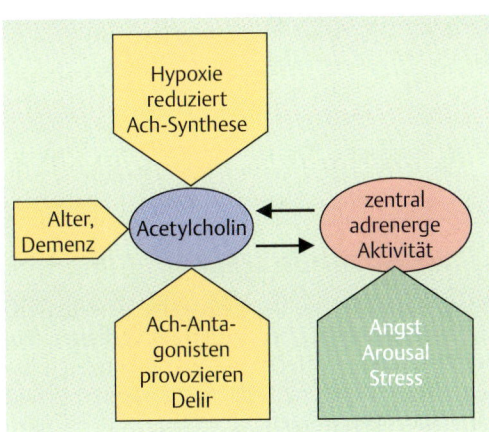

Abb. 9.3 Neurologisches Modell des Delirs.

9.5 Therapie kognitiver Störungen

Kognitive Störungen bei Demenzerkrankungen sollten nach den Empfehlungen der Fachgesellschaften vor allem mit Cholinesterasehemmern behandelt werden. In Tab. 9.1 sind die wichtigsten Ergebnisse und Daten der entsprechenden Zulassungsstudien der drei momentan auf dem Markt befindlichen Substanzen (Donepezil, Rivastigmin und Galantamin) zusammengestellt.

Für die Behandlung der mittleren und schweren Demenz ist Memantine zugelassen. Da das glutamaterge Wirkprinzip wahrscheinlich das cholinerge ergänzt, sind additive oder auch potenzierende Effekte denkbar. Gegenwärtig untersucht das soeben angelaufene „Kompetenznetz Demenzen" diese Fragestellung.

Für weitere Antidementiva ist die Evidenz schlechter. Dies spiegelt sich auch – bei aller Heterogenität – in den internationalen Leitlinienempfehlungen (Müller et al. 2003).

9.6 Nicht-kognitive Störungen

Neben einer Basisbehandlung mit einem Antidementivum ist oft auch eine Psychopharmakabehandlung so genannter nicht-kognitiver Störungen erforderlich. In der Verordnungsrealität werden hier vor allem Neuroleptika eingesetzt

flussung von Stressoren wie Angst oder Arousal ausgelöst werden. Das Vorhandensein einer Demenz, eine altersbedingte Verminderung cholinerger Funktionen, sowie hypoxische Prozesse – Schlaganfälle oder im Rahmen von Narkosen – können ebenfalls die Acetylcholinsynthese beeinflussen. Insbesondere bei der Therapie älterer Patienten sollte daher darauf geachtet werden, dass die cholinerge Funktion nicht weiter beeinträchtigt wird.

Tabelle 9.1 Vergleich der Zulassungsstudien von Donepezil, Rivastigmin und Galantamin

Studie	Dauer	Dosierung	ADAScog (ITT-LOCF) vs. baseline	vs. Plazebo
GAL-INT-1	6 Monate	Plazebo	2,2	
		24 mg/d	– 0,8	3,0
		32 mg/d	– 1,3	3,5
GAL-USA-1	6 Monate	Plazebo	2,0	
		24 mg/d	– 1,9	3,9
		32 mg/d	– 1,4	3,4
GAL-USA-10	5 Monate	Plazebo	1,7	
		16 mg/d	– 1,4	3,1
		24 mg/d	– 1,4	3,1
Donepezil (Rogers 1998)	6 Monate	Plazebo	1,8	
		5 mg	– 0,7	2,5
		10 mg	– 1,1	2,9
Donepezil (Burns 1999)	6 Monate	Plazebo	1,4	
		5 mg	0,4	1,0
		10 mg	– 1,5	2,9
Rivastigmin (Corey-Bloom et al. 1998)	6 Monate	Plazebo	4,1	
		1 – 4 mg	2,4	1,7
		6 – 12 mg	0,3	3,8
Rivastigmin (Rösler 1999)	6 Monate	Plazebo	1,3	
		1 – 4 mg	1,4	– 0,1
		6 – 12 mg	– 0,3	1,6

(Stoppe u. Staedt 1999). Abb. 9.4 zeigt vereinfacht, wann und in welcher Häufigkeit verschiedene nicht-kognitive Störungen auftreten (Jost u. Grossberg 1996). Aggression, aber auch Wandern, Inkontinenz und Störungen des Tag/Nacht-Rhythmus treten in der Regel erst in fortgeschrittenen Stadien auf und sind im übrigen harte Prädiktoren einer Heimeinweisung.

Beim Einsatz und Wirksamkeitsnachweis von Psychopharmaka in Studien stellt sich ein relevantes Problem: Wie wird die Psychopathologie der nicht-kognitiven Störungen bei Demenzen operationalisiert? Häufig werden Modelle aus der Erwachsenenpsychiatrie einfach auf die Demenzpathologie übertragen. Allerdings kann sich die Art und Weise, wie ein Demenzkranker z. B. Angst oder Depressivität ausdrückt, von der jüngerer, nicht-dementer Erwachsener unterscheiden. Hinter den Symptomen einer Verhaltensauffälligkeit kann aber auch eine somatische Erkrankung stehen, beispielsweise eine Blasenentleerungsstörung bei agitiertem Verhalten. Bei der Behandlung von Demenzerkrankungen müssen diese Differenzialdiagnosen bedacht und miteinbezogen werden.

Viele dieser Symptome sind zudem nicht über längere Zeit stabil vorhanden. Das stabilste Symptom scheint noch die Agitation zu sein, die nicht nur einen Großteil der Patienten betrifft, sondern außerdem über Wochen und Monate anhalten kann. Depressive Syndrome oder Symptome sind dagegen bei einer Demenz oft nur kurzfristig vorhanden, meist lediglich für einige Tage, selten für zwei Wochen oder länger.

Schwere depressive Syndrome scheinen zudem nur bei Personen aufzutreten, die in früheren Lebensabschnitten bereits depressiv waren oder eine familiäre Belastung mit affektiven Störungen haben (Stoppe 2000).

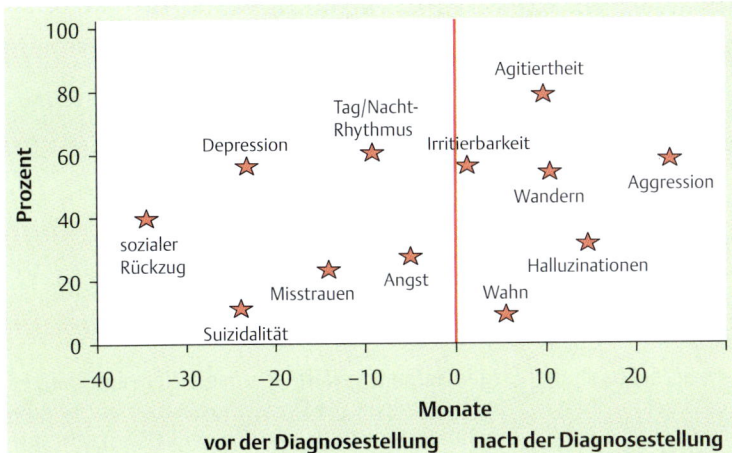

Abb. 9.4 Übersicht der nichtkognitiven Störungen im Verlauf von Demenzerkrankungen (nach Jost u. Grossberg 1996).

Dies erschwert den Einsatz von Psychopharmaka, besonders im Rahmen der Nutzen/Risiko-Bewertung. Auch muss zum Beispiel bei Antidepressiva die Latenz des Wirkeintritts im Zusammenhang mit der Instabilität vieler depressiver Symptome berücksichtigt werden. Insgesamt liegen in diesem Bereich mehrheitlich nur kleine Studien mit geringen Patientenzahlen vor. Daraus kann man allerdings schlussfolgern, dass bestimmte Symptome nicht oder nur schlecht auf die derzeit verfügbaren Medikamente ansprechen. Dies gilt allerdings vor allem für die meistens zum Einsatz gekommenen Neuroleptika.

Vor allem stereotype und repetitive Verhaltensstörungen, wie Herumwandern, Räumen, Horten, Vernachlässigung, Schreien und andere Verhaltensstereotypien scheinen letztendlich bisher nur in geringem Ausmaß pharmakologisch beeinflusst werden zu können. Dennoch werden diese Patienten häufig behandelt, aus Ratlosigkeit und Hilflosigkeit aber dann meist nur sediert. Eine sichere Wirksamkeit kann nicht beobachtet werden.

Die Symptome, die den klassisch-psychiatrischen Symptomen ähnlicher sind, wie Angst, Agitation, Affektlabilität, Halluzinationen, Wahn und Feindseligkeit, sprechen dagegen relativ gut auf eine pharmakologische Behandlung an. Die Plazeboeffekte sind in allen Studien erheblich.

9.7 Ab wann sollen Pharmaka eingesetzt werden?

Es besteht immer noch kein Konsens darüber, ab wann Pharmaka in der Therapie nicht-kognitiver Störungen eingesetzt werden sollen. Pragmatische amerikanische Algorithmen schlagen beispielsweise als erstes die Gabe von Neuroleptika vor. Erst wenn diese nicht wirken oder Nebenwirkungen beobachtet werden, wird der Einsatz von Umgebungsmaßnahmen erwogen. Deutlich adäquater ist ein kausalorientierter Algorithmus, nachdem zunächst die eigentliche Ursache gefunden und ausgeschaltet werden sollte, bevor eine Therapie eingesetzt wird. Anschließend sollte ein Zielsymptom definiert werden, zum Beispiel „Unwohlsein", „Aggressivität". Danach sollte zunächst ein nichtpharmakologischer Ansatz versucht werden, beispielsweise über eine Modifikation von Umgebungsfaktoren. Und erst dann, wenn dies nicht ausreichend erfolgreich ist, sollte eine Pharmakotherapie eingesetzt werden (Stoppe und Staedt 1999).

9.8 Versorgungssituation

Von einer adäquaten Psychopharmakatherapie sind psychisch kranke alte Menschen noch weit entfernt. Eine Fehlbehandlung in Form von Unterbehandlung einerseits und Überbehandlung andererseits überwiegt. Tab. 9.2 zeigt die Bereiche und die Folgen.

In der Versorgungssituation dementer Patienten haben wir somit im Bereich der konventio-

Tabelle 9.2 Überlegungen zur Pharmakotherapie aus Sicht der Gerontopsychiatrie

		Folgen
Unterbehandlung	Antidepressiva	Chronifizierung, Suizidrate bleibt hoch
	Antidementiva	Belastung für Betroffene und Angehörige, frühere Heimeinweisung
„Überbehandlung"	Neuroleptika	Sturzgefahr erhöht, tardive Dyskinesien
	Benzodiazepine	Sturzgefahr erhöht, kognitive und affektive Störungen

nellen Neuroleptika eher eine Überbehandlung, und dies, obwohl bekannt ist, dass gerade im höheren Lebensalter die Neuroleptika mit erheblichen Risiken einhergehen. Sie führen zu tardiven Dyskinesien und erhöhen das Sturzrisiko (Wörner et al. 1998; Mustard und Mayer 1997).

Die genannte Übermedikation wurde in den USA genau untersucht. In dem so genannten Omnibus Budget Reconciliation Act, abgekürzt OBRA, hatte man eine gesetzliche Maßnahme getroffen, um den Einsatz von Psychopharmaka bzw. Neuroleptika in Pflegeheimen zu reduzieren. Die Medicare hatte angekündigt, in den USA Neuroleptika in den Heimen nur noch dann zu vergüten, wenn alle sechs Wochen in den Akten dokumentiert wird, warum das jeweilige Neuroleptikum weiter eingesetzt wird.

Diese Maßnahme wurde in Follow-up-Untersuchungen evaluiert. Nach bis zu zehn Jahren wurde nachuntersucht und überprüft, wie sich der Neuroleptikaverbrauch verändert hat. Die Ergebnisse zeigen, dass er sich um etwa ein Drittel in den Heimen verringern ließ. Es gab allerdings, und das war interessant, letztendlich in vielen Fällen auch ein Wiederansetzen der Neuroleptika, und zwar vor allem bei den primär psychotischen Heimbewohnern – und dann auch in einer **höheren** Dosierung als bei Demenzkranken. Demnach scheinen insbesondere alt gewordene Schizophrene, bzw. an paranoiden Syndromen Erkrankte, nach spätestens einem halben Jahr wieder ihr Neuroleptikum zu benötigen, während bei den Demenzkranken die Neuroleptika oft auf Dauer abgesetzt werden konnten – was wiederum dafür spricht, dass oft nur eine kurzfristige Behandlung erforderlich ist.

Auch heute noch beobachten wir häufig eine Dauerbehandlung. Einmal angesetzte Neuroleptika, und auch Benzodiazepine, werden anschließend über mehrere Jahre weiter verordnet. Treten Nebenwirkungen auf, wird oft ein weiteres Medikament verordnet, um die Nebenwirkungen zu behandeln. Die Dosis wird jedoch nur in Ausnahmen reduziert. Werden schließlich extrapyramidalmotorische Zeichen gesehen, ist die Wahrscheinlichkeit hoch, dass zusätzlich noch ein Parkinson-Medikament verordnet wird, bevor eines der Medikamente reduziert oder aus dem Therapieplan gestrichen wird. Dies ist ein Bereich, in dem neben einer besseren Versorgung Demenzkranker auch erhebliche Kosten durch eine adäquatere Verordnung und durch eine bessere ärztliche Kompetenz eingespart werden könnten (Tab. 9.3).

9.9 Nebenwirkungen der Neuroleptikatherapie bei Demenzpatienten

Offensichtlich scheinen alle eingesetzten Psychopharmaka mit einem erhöhten Sturzrisiko assoziiert zu sein (Mustard und Mayer 1997; Leipzig et al. 1999, Weyerer et al. 1998). Das heißt, nicht nur Neuroleptika, sondern auch Benzodiazepine und Antidepressiva führen zu einem signifikant erhöhten Sturzrisiko, etwa um den Faktor 1,7. Sie sind damit einer von vier wesentlichen Risikofaktoren für Stürze, wobei sie zu den anderen sturzfördernden Faktoren (Gang- und Koordinationsstörungen, arterielle Hypotension, Polypharmazie) auch noch mitbeitragen (Tinetti et al. 1994). Es spricht inzwischen auch einiges dafür, dass einige Faktoren in der Grundkrankheit selbst liegen – dass möglicherweise Demenzkranke auch ohne eine Pharmakotherapie häufiger stürzen, zum Beispiel weil sie aufgrund der Erkrankung eher Koordinationsstörungen aufweisen.

Daneben weisen Neuroleptika – insbesondere konventionelle Neuroleptika – ein erhebliches Risiko für tardive Dyskinesien auf, wie beispielsweise eine Untersuchung im American Journal of Psychiatry 1998 (Woerner et al. 1998) zeigte. In

Tabelle 9.3 Ergebnisse der OBRA-Studien (Erläuterung siehe Text)

Studie	Heime	Bewohner	Dauer (vor/nach Einführung)	Auswirkung auf Neuroleptikagebrauch	Auswirkung auf weitere Psychopharmaka	sonstige Auswirkungen
Rovner et al. 1992	17	2707	6 Mo. (3/3) und 1 J. später	Rückgang um 36 %	– 25 % Benzodiazepine, + 12 % Antidepressiva, + 15 % Sedativa/Hypnotika (n.s.)	Bei 53 % ruhigstellende Maßnahmen, weniger Dekubitus, Stürze mit Frakturen stabil, mehr Zwischen- und Todesfälle
Semla et al. 1994	1	485	12 Mo. (3/9)	Stopp bei 45 % der Dementen und 25 % der psychisch Erkrankten		Bei 24 % Wiederaufnahme von Neuroleptika
Shorr et al. 1994	189	9432	30 Mo. (18/12)	Rückgang um 27 %	Antidepressiva, Benzodiazepine und Sedativa stabil	25 % der Heime ohne Reduktion
Lantz et al. 1996	1	514	10 J. (6/4)	Rückgang von 12,4 % auf 8,6 % (n.s.)	– 53 % Sedativa/Hypnotika und Tranquilizer, + 84 % Antidepressiva	Psychopharmakagebrauch von 42 % auf 33 % reduziert
Garrard et al. 1995	372	33000	4 J. (3/1)	Rückgang um 33 %	Tranquilizer (inkl. Benzodiazepine) und Antidepressiva stabil	Psychopharmakagebrauch von 41 % auf 36 % reduziert

dieser Studie wurden 261 Patienten ohne Neuroleptika-Anamnese untersucht. 68 % erhielten Haloperidol. Das kumulative TD-Risiko lag nach einem Jahr bei 25 %, nach zwei Jahren bei 34 % und nach drei Jahren bei 53 %. 23 % der Patienten entwickelten im Follow-up Dyskinesien. Das heißt, die tardive Dyskinesierate liegt etwa drei- bis fünfmal höher als bei jüngeren Patienten, auch wenn man die höhere Dosierung und die längere Exposition mit einbezieht.

Vor wenigen Jahren kam aufgrund einer Studie von McShane (McShane et al. 1997) zusätzlich die Diskussion auf, ob Neuroleptika zu einer Verschlechterung der Kognition bei den Demenzpatienten beitragen. Die Studie hatte nachgewiesen, dass Neuroleptika die kognitive Verschlechterung bei Demenz beschleunigen – damit also einen fatalen Effekt auf die Demenz haben könnten. In dieser Studie wurden damals 71 Patienten untersucht. Mittlerweile hat sich jedoch herausgestellt – auch in anderen Langzeitstudien – dass offensichtlich Patienten mit psychotischen Symptomen und Demenz auch rascher in der Demenz fortschreiten. Neuroleptika können daher gewissermaßen eine bestimmte Subgruppe der Demenzen demaskieren, die offensichtlich einen fataleren Verlauf haben.

Möglicherweise waren in dieser Studie auch viele Patienten mit Lewy-Body-Demenz eingebunden, die auf Neuroleptika deutlich empfindlicher reagieren als Alzheimer-Patienten und eher psychotische Symptome aufweisen. Dies würde die Ergebnisse nochmals unter einem anderen Licht darstellen.

9.10 Wie sieht das optimale Neuroleptikum aus?

Neuroleptika in der Behandlung demenzieller Patienten sollten entsprechend den obigen Überlegungen eine geringe Dopamin-2-Rezeptor-Blockade aufweisen, um das Risiko extrapyramidaler Störwirkungen gering zu halten. Hier sind theoretisch Clozapin und Quetiapin die idealen Substanzen. Diese sollten zudem keine anticholinergen Wirkungen hervorrufen, da dies zu einer Verschlechterung der kognitiven Leistungen führt. Jedoch weist insbesondere Clozapin relevante anticholinerge Bindungskonstanten auf. Tab. 9.4 gibt vergleichende Angaben zu verschiedenen Neuroleptika.

In entsprechenden Studien bestätigt sich, dass zum Beispiel Clozapin bei Demenzpatienten nur in geringen Dosierungen vertragen wird. Risperidon zeigt dagegen ähnlich wie Haloperidol keine relevante anticholinerge Wirkung. Für die Demenzbehandlung ist außerdem die serotonerge Blockade der 5-HT$_{2A}$-Rezeptoren relevant. Diese führt möglicherweise zu einem günstigen Effekt auf häufig vorhandene Aggressionen dieser Patienten.

9.11 Studienergebnisse bei älteren Patienten

Ein Überblick über den Einsatz atypischer Neuroleptika bei Demenzkranken findet sich an anderer Stelle (Stoppe et al. 1999). Bisher wurde in der Behandlung dementer Patienten nur Risperidon in groß angelegten plazebokontrollierten Studien mit über 900 Patienten untersucht: der internationalen Studie RIS-INT-24 und einer amerikanischen Studie RIS-USA-63 (Katz et al. 1999, De Deyn et al. 1999). Dabei wurde Risperidon in der RIS-INT-24-Studie auch gegen Haloperidol verglichen.

In die jeweils 12-wöchigen Studien wurden institutionalisierte (Krankenhaus, Heim) Patienten mit Demenz (vom Alzheimer-Typ, vaskulärer Demenz und Mischformen) eingeschlossen. In der RIS-INT-24-Studie wurden die Patienten entweder mit Risperidon (n = 115), Haloperidol (n = 115) oder Plazebo (n = 115) behandelt. In dieser Studie erhielten die Patienten eine flexible Dosierung zwischen 0,4 bis 4 mg/Tag. Die mittlere Dosis lag für Risperidon bei 1,1 mg/Tag und für Haloperidol bei 1,2 mg/Tag. In der RIS-USA-63 wurden feste Dosierungen von Risperidon: 0,5 mg/d (n = 149), 1 mg/d (n = 148) und 2 mg/d (n = 165) sowie Plazebo verglichen. Die Patienten (65% weiblich, Durchschnittsalter 83 Jahre) wiesen zu Beginn der Studie typische Verhaltensstörungen auf, vor allem Aggressivität, Unruhe, Ängstlichkeit, und wahnhafte Störungen (Abb. 9.5), wie auch anhand der Behavioral Pathology in Alzheimer's Disease Rating Scale (BEHAVE-AD) bewertet wurde. Die Verhaltensauffälligkeiten verbesserten sich in beiden Studien unter Risperidon signifikant im Vergleich zu Plazebo, obwohl jeweils eine sehr hohe Plazebo-Response beobachtet wurde (Abb. 9.6 und 9.7). Dies bestätigen auch andere Untersuchungen im Bereich der Demenztherapie.

Tabelle 9.4 Affinität in 10^{-7}/Kd mit Kd = Dissoziationskonstante (nach Richelson 1999)

	Muskarin-Blockade	5-HT$_{2A}$-Blockade	D$_2$-Blockade
Quetiapin	0,071	3,2	0,13
Clozapin	11	39	0,47
Thioridazin	5,6	4,5	3,8
Olanzapin	2,8	67	5,1
Chlorpromazin	1,4	71	5,3
Risperidon	0,0029	660	27
Sertindol	0,02	700	37
Ziprasidon	0,041	810	39
Haloperidol	0,0042	1,6	39
Fluphenazin	0,053	5,3	125

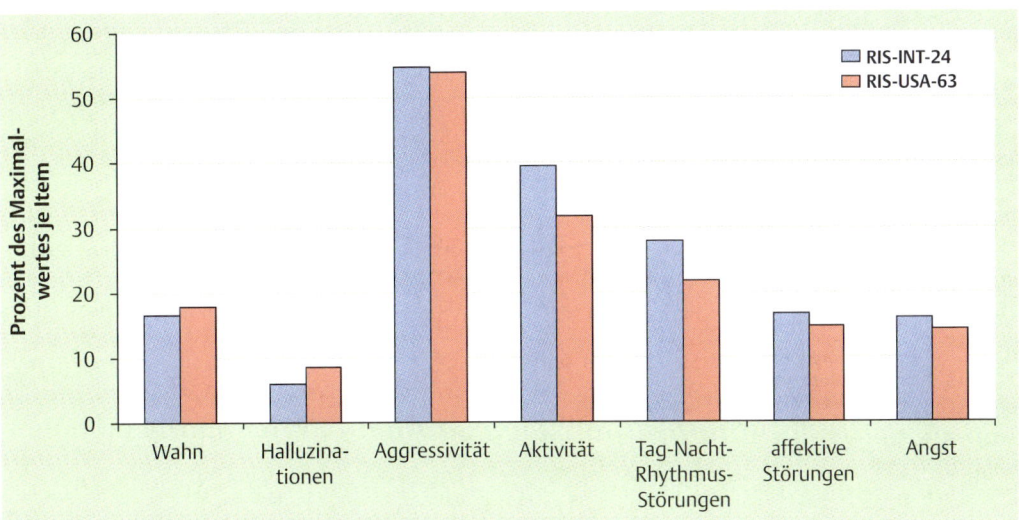

Abb. 9.5 BEHAVE-AD Cluster-Ausgangswerte.

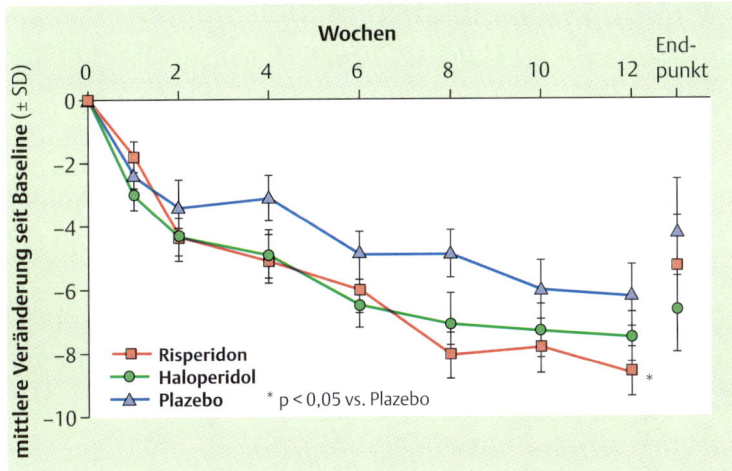

Abb. 9.6 Verbesserung der Verhaltensauffälligkeiten unter Risperidon: BEHAVE-AD Gesamtwert (Studie RIS-INT-24).

Analysiert man die Ergebnisse detaillierter, zeigt sich beispielsweise bei der Aggressivität, dass sich vermutlich aufgrund der serotonergen 5-HT_{2A}-Rezeptorblockade von Risperidon hier ein deutlicherer Effekt zugunsten von Risperidon auch im Vergleich zu Haloperidol abzeichnet. Dies bestätigt auch die Analyse anhand der Cohen-Mansfield Agitation Inventory (CMAI) Skala (Abb. 9.7).

■ Risperidon wurde aufgrund dieser Ergebnisse als bisher einziges atypisches Neuroleptikum zur Behandlung von Verhaltensstörungen bei Demenz zugelassen. Eine Dosierung von 1 mg/d hat sich dabei als in den meisten Fällen ausreichend erwiesen. ■

Aufgrund der Empfindlichkeit dieser Patienten sollten höhere Dosierungen vermieden werden. EPS können auch manchmal erst zwei bis drei Monate nach Therapiebeginn auftreten, wohl aufgrund kumulativer Effekte im Gehirn. Es ist wichtig, dann daran zu denken, dass das initial gut vertragene Medikament dahinter stehen könnte, um dann eventuell eine Dosisreduktion bzw. Verordnungspause vorzunehmen.

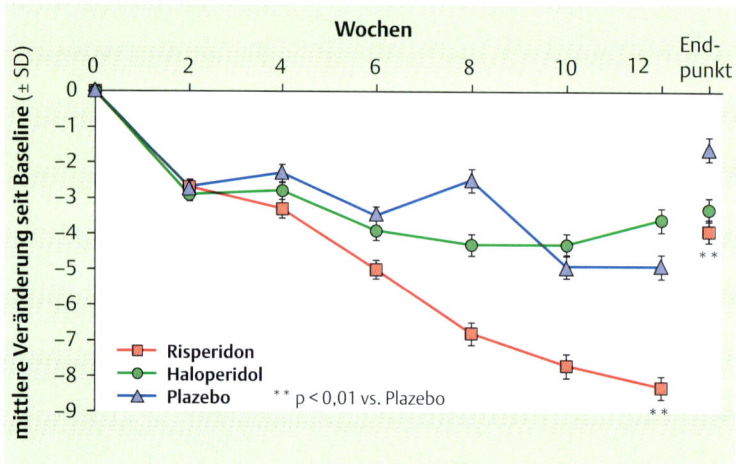

Abb. 9.7 Verbesserung der Verhaltensauffälligkeiten unter Risperidon: Aggressivität (Studie RIS-INT-24).

Tabelle 9.5 Patientencharakteristika der Anwendungsbeobachtung (s. Text)

Gesamtanzahl	4499 Patienten (davon 590 aufgrund nicht erfüllter Einschlussbedingungen nicht ausgewertet)
Geschlecht	weiblich 71%, männlich 29%
Alter	81 ± 7 Jahre bzw. 79 ± 7 Jahre
Soziales Umfeld – in Heimen – mit Partner – bei Kindern – Betreuung – alleine – sonstige	 44% 22% 14% 11% 8% 1%
Begleiterkrankung	87% 35% arterielle Hypertonie 23% ischämische Herzkrankheiten 27% sonstige Formen der Herzkrankheit 21% Diabetes mellitus 6% Arthropathien 5% chronische Krankheiten der unteren Atemwege
Ärzte	88% Hausärzte (Allgemeinmediziner, Internisten, Praktiker) 12% Fachärzte für Psychiatrie/Neurologie

9.12 Anwendungsbeobachtungen mit Risperidon

Die Wirksamkeit von Risperidon wurde auch in einer Anwendungsbeobachtung in Allgemeinpraxen mit über 4000 Patienten überprüft (Tab. 9.5).
Die Anwendungsbeobachtung bestätigte die vorliegenden Ergebnisse. Wie Abb. 9.8 zeigt, wurde dabei auch ein relativ rascher Wirksamkeitseintritt beobachtet. Bereits ab der zweiten Behandlungswoche waren alle Symptome im Vergleich zu den Ausgangswerten signifikant gebessert. Dies ist vor allem bei Demenzpatienten relevant – die Behandlung von Demenzkranken in der Akutbehandlung ist meistens auch ein „akutes Krisenmanagement". Das heißt, die Patienten kommen in der Regel erst dann ins Krankenhaus beziehungsweise zum Arzt, wenn die Umstände für alle Beteiligten untragbar geworden sind und dann muss etwas *schnell* wirken. Andere Therapieoptionen, die in dem Bereich diskutiert bzw. erprobt werden, wie Antidepressiva

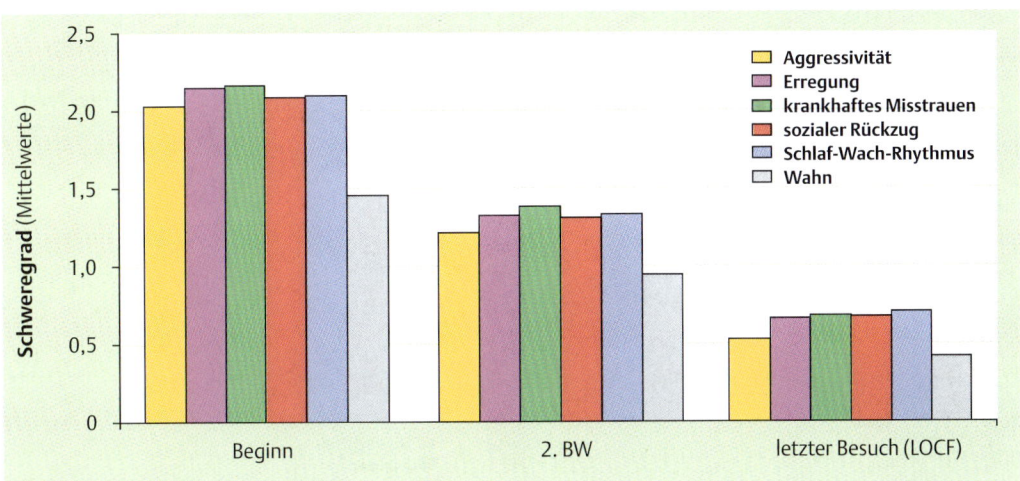

Abb. 9.8 Rascher Wirkungseintritt von Risperidon. Verbesserung der Verhaltensstörungen unter Risperidon vs. Melperon. Ergebnisse einer offenen, nicht-randomisierten Vergleichsuntersuchung (Interimsauswertung).

oder Antikonvulsiva, haben dagegen oft einen späteren Wirkeintritt. Die langfristige Verträglichkeit ist dabei vielleicht oft besser, z.B. im Falle von Serotonin-Wiederaufnahmehemmern.

Ärzte, Patienten und Angehörige waren mit der Behandlung sehr zufrieden. 94% der Ärzte und Angehörigen bezeichneten den Zustand der Patienten als „deutlich besser" oder „besser". Risperidon wurde insgesamt gut vertragen. Unerwünschte Ereignisse traten bei 7,7% der Patienten auf, wobei 40% nicht im kausalen Zusammenhang mit Risperidon standen. Die Studienabbruchrate lag bei 7,6%, und 2,6% der Patienten beendeten aufgrund von Nebenwirkungen die Therapie frühzeitig. Die durchschnittliche Tagesdosis lag bei 1,6 mg Risperidon pro Tag, dabei traten nur bei 0,8% der Patienten extrapyramidalmotorische Symptome auf.

■ Fazit der Anwendungsbeobachtung: Auch in der täglichen Praxis zeigt sich Risperidon in niedriger Dosierung von durchschnittlich 1 mg in der Behandlung von Verhaltensstörungen bei Demenz mit chronischer Aggressivität, Unruhe, nächtlichem Umherirren bis hin zu Wahn und Halluzinationen hochwirksam und gut verträglich. ■

9.13 Vergleichsstudien

In Anwendungsbeobachtungen wurden in einer Interimsauswertung mit 89 Patienten Risperidon (n = 58) auch mit dem niederpotenten Neuroleptikum Melperon (n = 31) verglichen. In dieser offenen, nicht randomisierten, prospektiven und multizentrischen Untersuchung wurden Verhaltensstörungen, u. a. sozialer Rückzug, Misstrauen, Aggressivität, Wahn und Halluzinationen beurteilt. Dabei schnitten die Patienten unter Risperidon deutlich besser bezüglich Schlaf- und Verhaltensstörungen ab als unter Melperon (Abb. 9.9).

Weitere Vergleichsstudien, auch Kombinationsstudien sind dringend erforderlich, auch zwischen pharmakologischen und nichtpharmakologischen Maßnahmen.

9.14 Fazit

■ Bei der Behandlung von Verhaltensstörungen bei Demenz ist das atypische Neuroleptikum Risperidon in niedriger Dosierung von durchschnittlich 1 mg wirksam und gut verträglich und die derzeit bestuntersuchte Substanz.

Bei der Behandlung von Verhaltensstörungen im Alter sollte jedoch stets zunächst eine ursächliche Behandlung und gegebenenfalls eine nicht-medikamentöse Therapie eingesetzt werden. Beispielsweise kann im Bereich der Schlafstörungen dementer Patienten lange Zeit auch mit

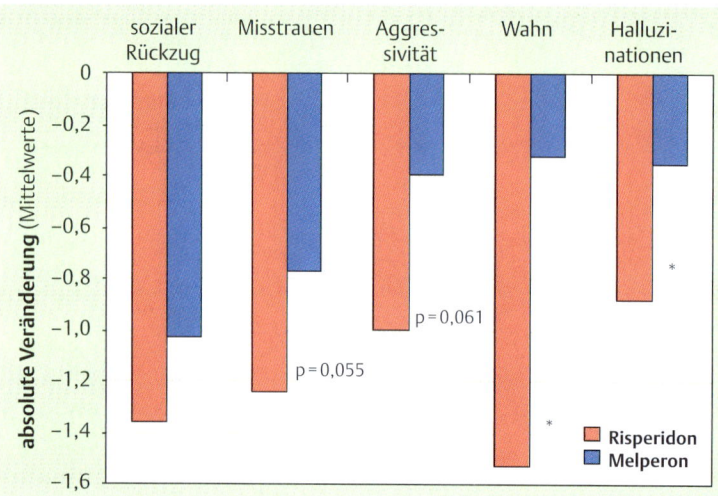

Abb. 9.9 Verbesserung der Verhaltensstörung unter Risperidon vs. Melperon (s. Abb. 9.8 und Text).

nichtmedikamentösen Verfahren eine Besserung erreicht werden. Dabei sollte auf strukturierte Tagesabläufe, allgemeine Schlafhygiene und ausreichendes Tageslicht hingewirkt werden, bevor mit einer medikamentösen Therapie begonnen wird.

Gesamtökonomisch muss aber auch berücksichtigt werden, dass eine Entlastung der Familienangehörigen dringend erforderlich ist. Angehörige und vor allem pflegende Angehörige von Demenzkranken tragen ein eigenes Erkrankungsrisiko von 30–50%. Sie sind nach neueren Untersuchungen aus Deutschland stark überlastet und tragen immer noch 70% der entstehenden Pflegekosten.

Literatur

Arendt T. Das Syndrom der partiellen cholinergen Deafferentierung des kortikalen Mantels – ein Konzept zur Beschreibung des brain-behaviour-relationships bei dementiellen Erkrankungen. Fortschr Neurol Psychiatr 1991; 59: 81–91

Bickel H. Epidemiologie der Demenzen. In: Förstl H, Bickel H, Kurz A (Hrsg). Alzheimer Demenz. Grundlagen, Klinik und Therapie. Berlin, Heidelberg, New York: Springer Verlag, 1999: 9–32

Burns A, Rossor M, Hecker J, Gauthier S, Petit H, Moller HJ, Rogers SL, Friedhoff LT. The effects of donepezil in Alzheimer's disease – results from a multinational trial. Dement Geriatr Cogn Disord 1999; 10: 237–244

Callahan CM, Hendrie HC, Tierney WM. Documentation and evaluation of cognitive impairment in elderly primary care patients. Ann Intern Med 1995; 122: 273–274

Corey-Bloom J, Anand R, Veach J, for the ENA 713 B352 Study Group. A randomized trial evaluating the efficacy and safety of ENA 713 (rivastigmine tartrate), a new acetylcholinesterase inhibitor, in patients with mild to moderately severe Alzheimer's disease. Int J Geriatric Psychopharmacology 1998; 1: 55–65

De Deyn PP, Rabheru K, Rasmussen A, Bocksberger JP, Dautzenberg PL, Eriksson S, Lawlor BA. A randomized trial of risperidone, placebo, and haloperidol for behavioral symptoms of dementia. Neurology 1999; 53: 946–955

Folstein MF, Folstein SE, McHugh PR. "Mini-Mental State": A practical method for grading the cognitive state of patients for the clinician. J Psychiatry Res 1975; 12: 189–198

Garrard J, Chen V, Dowd B. The impact of the 1987 federal regulations on the use of psychotropic drugs in Minnesota nursing homes. Am J Public Health 1995; 85: 771–776

Jost BC, Grossberg GT. The evolution of psychiatric symptoms in Alzheimer's disease: a natural history study. J Am Geriatr Soc 1996; 44: 1078–1081

Katz IR, Jeste DV, Mintzer JE, Clyde C, Napolitano J, Brecher M. Comparison of risperidone and placebo for psychosis and behavioral disturbances associated with dementia: a randomized, double-blind trial. Risperidone Study Group. J Clin Psychiatry 1999; 60: 107–115

Lantz MS, Marin D. Pharmacologic treatment of agitation in dementia: a comprehensive review. J Geriatr Psychiatry Neurol 1996; 9(3): 107–119

Leipzig RM, Cummings RG, Tinetti ME. Drugs and falls in older people: a systematic review and meta-analysis: I. psychotropic drugs. J Am Geriatr Soc 1999; 47: 30–39

McShane R, Keene J, Gedling K, Fairburn C, Jacoby R, Hope T. Do neuroleptic drugs hasten cognitive decline in dementia? Prospective study with necropsy follow-up. BMJ 1997; 314: 266–270

Mayer KU, Baltes PB (Hrsg). Die Berliner Altersstudie. Berlin: Akademie Verlag, 1996

Mintzer J, Burns A. Anticholinergic side-effects of drugs in elderly people. J R Soc Med 2000; 93: 457–462

Müller U, Wolf H, Kiefer M, Gertz HJ. Nationale und internationale Demenz-Leitlinien im Vergleich. Fortschr Neurol Psychiat 2003; 71: 285–295

Mustard CA, Mayer T. Case-control study of exposure to medication and the risk of injurious falls requiring hospitalization among nursing home residents Am J Epidemiol 1997: 145: 738–745

Reisberg B, Borenstein J, Salob SP, Ferris SH, Franssen E, Georgotas A. Behavioral symptoms in Alzheimer's disease: phenomenology and treatment. J Clin Psychiatry. 1987; 48 (Suppl): 9–15

Richelson E. Receptor pharmacology of neuroleptics: relation to clinical effects. J Clin Psychiatry 1999; 60 (Suppl): 5–14

Rogers SL, Doody RS, Mohs RC, Friedhoff LT. Donepezil improves cognition and global function in Alzheimer disease: a 15-week, double-blind, placebo-controlled study. Donepezil Study Group. Arch Intern Med 1998; 158: 1021–1031

Rösler M, Anand R, Cicin-Sain A, Gauthier S, Agid Y, Dal-Bianco P, Stahelin HB, Hartman R, Gharabawi M. Efficacy and safety of rivastigmine in patients with Alzheimer's disease: international randomised controlled trial. BMJ 1999; 318: 633–638

Rovner BW, Edelman BA, Cox MP, Shmuely Y. The impact of antipsychotic drug regulations on psychotropic prescribing practices in nursing homes. Am J Psychiatry 1992; 149: 1390–1392

Semla TP, Palla K, Poddig B, Brauner DJ. Effect of the Omnibus Reconciliation Act 1987 on antipsychotic prescribing in nursing home residents. J Am Geriatr Soc 1994; 42: 648–652

Shorr RI, Fought RL, Ray WA. Changes in antipsychotic drug use in nursing homes during implementation of the OBRA-87 regulations. JAMA 1994; 271: 358–362

Stoppe G. Depressionen bei Alzheimer Demenz. In: Calabrese P, Förstl H (Hrsg). Psychopathologie und Neuropsychologie der Demenz. Lengerich: Pabst Verlag, 2000: 68–86

Stoppe G, Brandt C, Staedt J. Behavioural problems associated with dementia: the role of newer antipsychotics. Drugs & Aging 1999; 14: 55–68

Stoppe G, Staedt J. Psychopharmakotherapie von Verhaltensstörungen bei Demenzkranken. Z Gerontol Geriat 1999; 32: 153–158

Tinetti ME, Baker DI, McAvay G, Claus EB, Garrett P, Gottschalk M, Koch ML, Trainor K, Horwitz RI. A multifactorial intervention to reduce the risk of falling among elderly people living in the community. N Engl J Med 1994; 331: 821–827

Trinh NH, Hoblyn J, Mohanty S, Yaffe K. Efficacy of cholinesterase inhibitors in the treatment of neuropsychiatric symptoms and functional impairment in Alzheimer disease: a meta-analysis. JAMA 2003; 289: 210–216

Weyerer S, Schäufele M, Zimber A. Epidemiologie des Psychopharmakagebrauchs im höheren Alter. In: Havemann-Reinecke U, Weyerer S, Fleischmann H (Hrsg). Alkohol und Medikamente, Missbrauch und Abhängigkeit im Alter. Freiburg: Lambertus, 1998

Woerner MG, Alvir JM, Saltz BL, Lieberman JA, Kane JM. Prospective study of tardive dyskinesia in the elderly: rates and risk factors. Am J Psychiatry 1998; 155: 1521–1528

Sachverzeichnis

A

Achse-1-Störung 83
Add-on-Therapie 86
Aggression 98
Akutsymptomatik 39
Akuttherapie 37 ff
α_1-Adrenozeptor 19
Alzheimer-Demenz 107 ff
Amisulprid 9
– Rezeptorprofil 16 f
– Rezidive 56
– versus Haloperidol 39 f
Angststörung 98
Antidementiva 112
Antidepressiva
– Add-on-Therapie 86
– Gerontopsychiatrie 112
Antipsychotika, atypische
 s. Neuroleptika, atypische 10
Aripiprazol
– Struktur 9
– Rezeptorprofil 16 f
Atypie, Modelle 15 f

B

Basissymptome, Schizophrenie 26
Benzodiazepin
– Gerontopsychiatrie 112
– Kombination Neuroleptika 39
Betablocker 103
Bipolar-I-Erkrankung 65 ff
Bipolar-II-Erkrankung 65 ff
Borderline-Persönlichkeitsstörung
– Prozedere, klinisches 88 f
– Therapieempfehlung 87 ff
– Therapieplan, Praxis 89 f
Borderline-Typus 82

C

Cholinerges Defizit 108 f
Cholinesterasehemmer 109
Clozapin
– Atypiemechanismus 15 f
– Demenz 114
– 5-HIAA-Output 18
– HVA-Output 18
– Persönlichkeitsstörung 86
– Rezidive 56
– Serotoninrezeptoraffinität, relative 18
– Struktur 9
Cluster-Erkrankung 80
Cochrane-Metaanalyse, Rezidivprophylaxe 55 f
Compliance
– Adherence therapy 51
– Faktor, beeinflussender 50 f

D

D_2-Blockade (s. auch Dopamin) 114
Delinquenz, Zwillingsstudie 96
Delir, Modell, neurologisches 109
Demenz 107 ff
– Behandlungsdefizit 117
– Epidemiologie 107
– Neuroleptikum
– – Nebenwirkung 112 f
– – optimales 114
– Pharmakaeinsatz, Beginn 111
– Pharmakotherapie 108 f
– Transmitterfunktion 109
– Vergleichsstudie 117
– Versorgungssituation 111 f
Depolarisationsblock 14 f
Depot-Fluphenazin 53
Depotneuroleptika (s. auch Neuroleptika, langwirksame) 51 ff
– APA-Empfehlung 59
– atypische 56 ff
– Behandlungsleitlinie 57
– Cochrane-Analyse 54
– DGPPN-Leitlinie 59
– konventionelle 52

– österreichische 4x8 Empfehlung 60
– Port-Behandlungsempfehlung 60
– Pro und Contra 57 ff
– Rückfallverlauf 53
– Verschreibungsabnahme 61
– Wirksamkeitsvergleich 54 f
Depression
– Störung, bipolare 65 ff
– Symptom, psychotisches 2 f
– Kombinationstherapie 75
Dissoziales Verhalten 96 f
Divalproex 100
Donepezil 109
Dopaminerges System
   s. System, dopaminerges
Dopaminmetabolit 18
Dopaminrezeptor (D-Rezeptor) 15 f
D_2-Plus-Hypothese 15
D_2-Rezeptor 15 ff
Dysfunktion, kognitive 6 f

E

EE-Konzept (high expressed emotions) 97
EPS (Extrapyramidale Störung) 22
Erkrankung
– psychiatrische 1
– schizophrene s. Schizophrenie
Ethik, Schizophrenie 32
Extrapyramidale Störung (EPS), Risperidon 22

F

Flupenthixol 85
Fluphenazin, orales 53
Früherkennung, Schizophrenie 28 ff
Frühintervention, Schizophrenie 28 ff

G

Galantamin 109 f
Gerontopsychiatrie 112

H

H_1-Rezeptor, histaminer 19
Halbwertszeit, Neurolepika, atypische 20
Haloperidol 85
– Nebenwirkung 41
– Demenz 114
– Rückfallzeit 55
– Serotoninrezeptoraffinität, relative 18
– Sozialverhalten, Störung 103
– Vergleich Neurolepika, atypische 16

Homovanillininsäure (HVA) 18
Hospitalisierungsdauer 52
5-HT-Blockade (s. auch Serotonin) 18
5-HT_2-Rezeptor 17 f
5-Hydroxyindol-3-Essigsäure (5-HIAA) 18
Hyperaktivität 96 ff
Hyperkinetische Störung 102 ff

I

Impulsivität 98

K

Katalepsie, neuroleptikainduzierte 14 f
Kognitive Störung 8 f
Komorbität, Störung, bipolare 69
Kompetenznetz Schizophrenie 28 f
Kortex
– bei Demenz 109 ff
– limbischer 13
– präfrontaler 13
Kosten, Schizophrenie 50

L

Langzeittherapie, pharmakologische
– Algorithmen 52
– Neuroleptika, orale typische
   versus atypische 55
– Schizophrenie 47 ff
– versus intermittierende Therapie 48
Lithium 69
– Sozialverhalten, Störung 103
– Studien 100
– Störung, bipolare 75 f
Locus coeruleus 108
Loose-binding-Konzept 16

M

Major Depression 65
Manie 6
– dysphorische 66
– euphorische 66
– Olanzapin 70
– Quietiapin 73
– Risperidon 71 f
– Symptome, psychotische 2 f
– Therapie, medikamentöse 69
– WFSBP Guidelines 75 ff
Mannheimer ABC-Studie 24 f
Memantine 109

Methylphenidat
– 5-HT-Blockade 18
– Sozialverhalten, Störung 99
Mini-Mental-Status 109
Minussymptomatik 4
    siehe auch Negativsymptomatik
Molindon 100
Muskarin-Blockade 114

N

Negativsymptomatik 38
Nervensystem, zentrales 13
Neuroleptika, atypische 9
– Antidepressiva, Add-on-Therapie 86
– Atypiemechanismus 15 ff
– Borderline-Persönlichkeitsstörung 84 f
– Demenz 114 ff
– Eigenschaft 14 f
– Kognition 19
– Langzeitbehandlung 55
– Metabolismus 20 f
– Nebenwirkung 19, 41, 112 f
– Option, differenzialtherapeutische 19 f
– Persönlichkeitsstörung 79 ff, 86 f
– – dissoziale 84 f
– – schizotypische 84
– Pharmakologie 13 ff
– Pharmakokinetik 20 f
– Psychose, akute 37 ff
– – Differenzialindikation 42 f
– – Verträglichkeit 39 f
– – Wirksamkeit 40
– Rezeptorprofil 16 ff, 70
– versus konventionelle (typische) 10
– Wirkung, serotonerge 17 f
Neuroleptika, konventionelle 10
– langwirksame 52 ff
– Persönlichkeitsstörung 85 f
Neuroleptika, langwirksame
    siehe auch Depotneuroleptika
Neuroleptika, orale
– konventionelle 51 f
– langwirksame, Vorteil 53
– Rückfallverlauf 53
Neuroleptika, typische s. konventionelle
Neuron
– cholinerges 108
– dopaminerges, Spontanaktivitätabnahme 15
Non-Compliance 50
Nucleus basalis Meynert 108

O

OBRA-Studie, Ergebnis 113
Olanzapin 9
– Manie, akute 70
– Persönlichkeitsstörung 86
– Psychose, akute, Wirksamkeit 39 f
– Rezidive 56
– Serotoninrezeptoraffinität, relative 18
– Sozialverhalten, Störung 103
– Stimmungsstabilisierer, Kombination 73
– versus Haloperidol 39 f

P

Parkinsonsche Erkrankung 109
Persönlichkeitsstörung
– anankastische 82
– Behandlung, psychopharmakologische 83 ff
– Cluster-Einteilung 80
– dependente 82
– Diagnose 82 f
– dissoziale 82
– DSM-IV-Definition 79
– emotional instabile 82
– histrionische 81
– ICD-10-Definition 80
– narzisstische 81
– Neuroleptika, atypische 79 ff
– paranoide 81
– schizoide 81
– schizotypische 81
– selbstunsichere 82
– Studienproblematik 84
– Übersicht 80 ff
Pharmakotherapie, Fehlbehandlung 111 f
Phenelzin 85
Pimozid 103
Plussymptomatik, siehe auch
    Positivsymptomatik 4
Positivsymptomatik 38
Prodrom
– Interventionsstudie, pharmakologische 31 f
– psychosefernes, Kriterium 30
– psychosenahes, Kriterium 30
Projektverbund Früherkennung und
    Frühintervention 28 f
Prolaktinspiegel 101 f
Psychose
– beginnende
– – Früherkennung 25
– – Frühintervention 27 f

- Haloperidol 38 f
- Neuroleptika, atypische 37 ff
- schizoaffektive 6
- Therapieempfehlung 38
- Therapieziel
- – primäres 37
- – sekundäres 37 f

Psychoseentwicklung 26
Psychosozialer Umstand, abnormer 97

Q

Quetiapin
- Demenz 114
- Manie, akute 73
- Rezeptorprofil 16 f
- Serotoninrezeptoraffinität, relative 18
- Sozialverhalten, Störung 103
- Stimmungsstabilisierer, Kombination 74
- versus Haloperidol 39 f

R

Racefemin 18
Raphe Kerne 108
Rapid Cycling
- Definition 65
- Neuroleptika, atypische 73

Rehospitalisierung 48 f
Rehospitalisierungsrate 56 f
Remissionszeit
- Schizophrenie 49
- Störung, bipolare 68

Rezeptor
- Blockade 15
- dopaminerger (D_2) 15 f
- muskarinerger 19
- serotonerger 17

Rezeptoraffinität, relative 19
Rezeptorprofil 16
Rezidivprophylaxe 56 f
Risperidon 9
- Demenz 114, 116 f
- Depotform 56
- Extrapyramidale Störung (EPS) 22
- 5-HIAA-Output 18
- HVA-Output 18
- langwirksames 56
- Manie, akute 71 f
- – Dosierungsschema 73
- Metabolismus 21
- Persönlichkeitsstörung 86
- Pharmakokinetik 20 f
- Prolaktinspiegel 100, 102

- Psychose, beginnende 27 f
- Rehospitalisierungsrate 56
- Rezeptoraffinität, relative 19
- Rückfallzeit 55
- Serotoninrezeptoraffinität, relative 18
- Sozialverhalten, Störung 99 ff, 103
- Stimmungsstabilisierer, Kombination 74
- Studiendesign 41
- Verhaltensauffälligkeitsbesserung 115 f
- versus Haloperidol 39
- versus Melperon 117 f

Ritalin® s. Methylphenidat
Rivastigmin 109 f

S

Schizophrenie 4 ff
- chronische 21
- Depotneuroleptika, atypisches 56 ff
- Diagnostik 5 f
- Erstrangsymptom 4
- Früherkennungssystem 23 ff
- Frühverlauf, Mannheimer ABC-Studie 24 f
- Krankheitsverlauf 47
- Langzeittherapie
  (s. auch Depotneuroleptika) 47 ff
- Langzeittherapieziel 49 f
- Plussymptomatik versus
  Minussymptomatik 4 f
- Remission 47 ff
- Rezidiv 48 f
- Rückfallrate 48
- Symptom, psychotisches 1 f
- System, dopaminerges 13
- Zielsetzung Früherkennung 23
- Zweitrangsymptom 4

Selektivität, mesolimbische 15 f
Seroquel 9
Serotonerge Wirkung 17 f
Serotoninrezeptor (5-Hydroxytryptamin,
  5-HT) 17 f
- 5-HT-Blockade 18
- 5-HT_2-Rezeptor 17 f

Serotoninrezeptoraffinität, relative 18
Sertindol
- Rezidive 56
- versus Haloperidol 39

Sertindol-Dosis 15
Sozialverhalten, Störung
- Behandlungsmöglichkeit,
  medikamentöse 102 ff
- Definition nach ICD-10 93
- DSM-IV-Klassifikation 95
- früh beginnende, Risikofaktor 97 f

Sozialverhalten, Störung
- Gesamtbehandlungsplan 104
- Pharmakotherapie 98 f
- Prognose 97
- Risperidon, Studie 99 ff
Stimmungsstabilisierer 74
Stimulanzien 98 f
Störung
- bipolare 2 f, 65 ff
- - Epidemiologie 65 f
- - Kombinationstherapie 73 ff
- - Konsequenz, psychosoziale 66 f
- - Langzeittherapie 75
- - Prognose 67 f
- - Suizidalität 68
- - Symptom 65 f
- - Therapie, medikamentöse 69 f
- - Therapieempfehlung 75 ff
- hyperkinetische s. Sozialverhalten, Störung
- kognitive, Therapie bei Demenz 109
- nicht-kognitive
- - Auftrittshäufigkeit 110 f
- - Therapie 109 f
- - Übersicht 111
- psychotische 1 ff
- - Auswahl 7
- - Diagnostik 1
- - Differenzialdiagnostik, psychisch-somatische 3
- - Pathophysiologie 7 f
- - Prognose 8
- - Therapie, medikamentöse 8 ff
- - unterschiedliche 6
- schizoaffektive 2 f
- Sozialverhalten s. Sozialverhalten, Störung
Striatum 17
Substantia nigra 17
Suizidalität 68
Sulpirid 103
Symptome
- psychotische 1 f
- - Algorithmus 2
- - transientes, attenuiertes (APS) 25 f
- - transientes (BLIPS) 25
- - Häufigkeit 3
- - Vorkommen 3 f
- selbst wahrgenommene 26
System
- dopaminerges 13 f
- limbisches 17
- mesokortikales 13
- mesolimbisches 13
- nigro-striatäres 13
- tuberoinfundibuläres 13

T

Tegmentum ventrales 17
Therapie, intermittierende 48
Thioridazin 85
Titration 39
Transmittersystem, dopaminerges 13 f
Trifluoperazin 85

U

Überaktivität 98
Übermedikation 112
Unaufmerksamkeit 98
Unruhe, exzessive 103

V

Valproat 69
Verhalten, aggressives 93 ff
- Behandlungsmöglichkeit, medikamentöse 103
- Komponente 98
- Subtyp 94 f
- Zusammenhang, genetischer 96
Verhalten, dissoziales 96 f
- Komponente 98
Verhalten, hyperaktives, Outcome 98
Verhalten, pathologisch-aggressives 94
Verhaltensstörung, aggressive (s. auch Sozialverhalten, Störung) 93 ff
Vorderhirn, basales 108

W

Wahn 6
Wernicke-Korsakow-Syndrom 109
World Federation of Societies of Biological Psychiatry (WFSBP) 75

Z

Ziprasidon 9
- Manie, akute 73
- Rezeptorprofil 16 f
- Serotoninrezeptoraffinität, relative 18
- versus Haloperidol 39 f